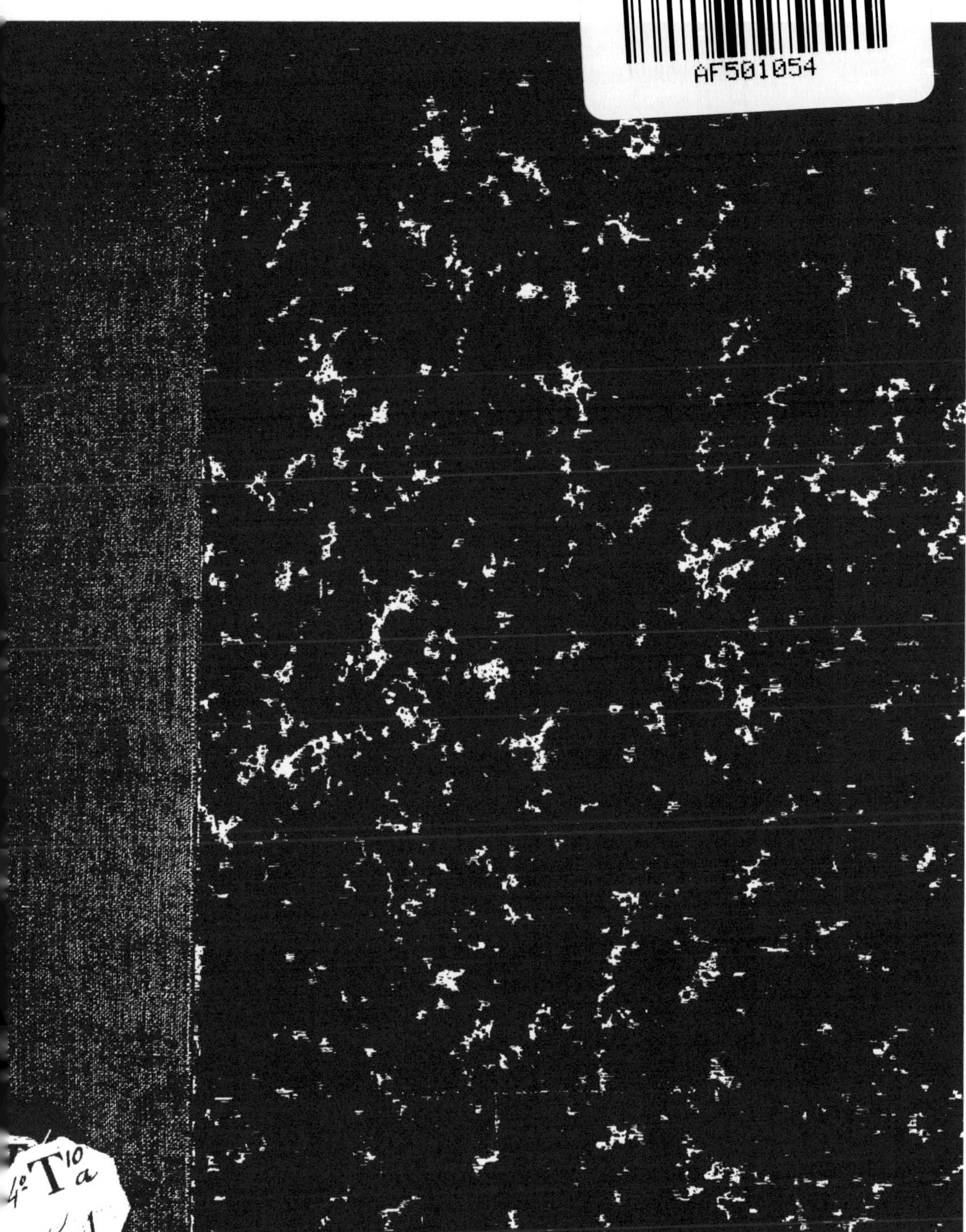

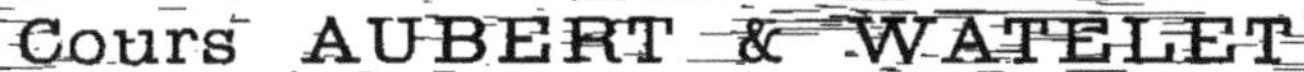

Cours AUBERT & WATELET

Notions d'Anatomie

appliquée

au Dessin

A l'usage des Écoles normales, des Candidats au Brevet supérieur
et de tous ceux qui étudient le dessin

PAR

JOSEPH AUBERT

PEINTRE D'HISTOIRE, PROFESSEUR DE DESSIN AU COLLÈGE ROLLIN
PRÉPARATEUR DES CANDIDATS A L'ÉCOLE POLYTECHNIQUE

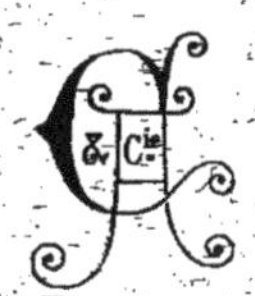

Armand Colin & Cie, Éditeurs

5, rue de Mézières, Paris

NOTIONS D'ANATOMIE

APPLIQUÉE

AU DESSIN

COULOMMIERS
Imprimerie Paul BRODARD.

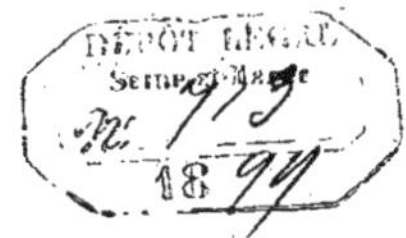

COURS AUBERT ET WATELET

NOTIONS D'ANATOMIE

APPLIQUÉE

AU DESSIN

PAR

M. JOSEPH AUBERT

Peintre d'Histoire, Professeur de dessin au Collège Rollin
Préparateur des candidats à l'École polytechnique

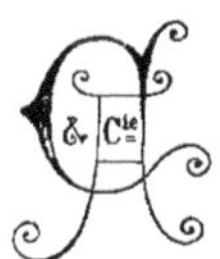

Armand Colin & Cie, Éditeurs
5, rue de Mézières, Paris

1900

NOTIONS D'ANATOMIE

APPLIQUÉE AU DESSIN

Dans ce petit ouvrage nous avons exposé les éléments d'anatomie rtistique qu'il est indispensable de connaître pour se livrer sérieu-ement à l'étude du dessin de la figure humaine. Nous espérons ue, malgré sa brièveté, il contient toutes les notions essentielles. Le ouvenir des excellentes leçons professées à l'École des Beaux-Arts, ar M. Mathias Duval, nous a guidé dans ce travail et nous serions eureux si les élèves auxquels il est destiné y retrouvaient quelques races de l'enseignement si clair et si précis de notre ancien et éminent rofesseur.

ANATOMIE

L'anatomie est l'étude des parties du corps humain. Au point de vue du dessin, elle s'arrête à l'analyse des formes du corps en repos ou en mouvement.

On divise généralement l'anatomie des formes en deux parties principales : l'*ostéologie* et la *myologie*. L'ostéologie est l'étude du squelette qui détermine les proportions du corps; la myologie comprend la description des muscles qui enveloppent les os et les mettent en mouvement.

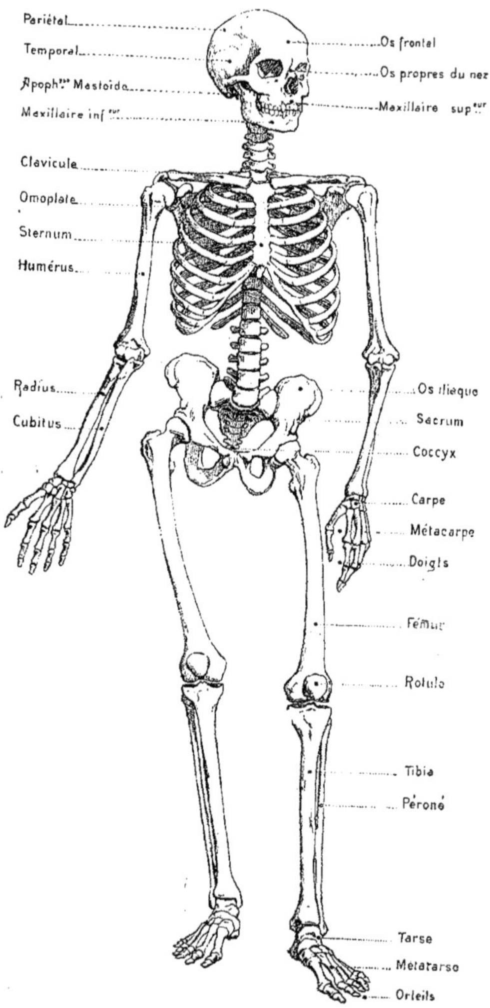

SQUELETTE (face antérieure).

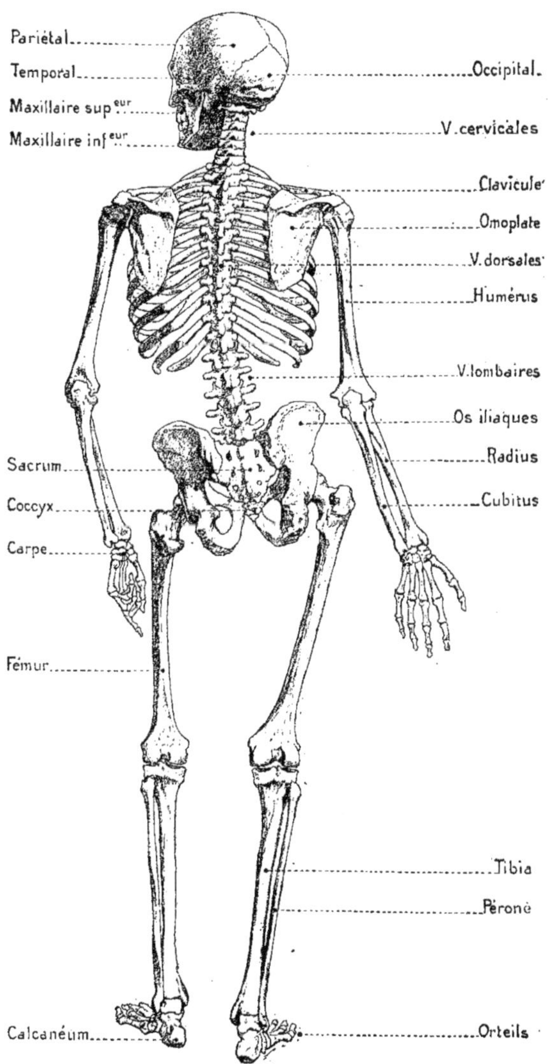

SQUELETTE (face postérieure).

OSTÉOLOGIE

Les os se divisent en trois types principaux : les os longs, les os courts et les os plats. Les premiers, tels que le fémur et l'humérus, occupent généralement l'axe des membres. Les seconds occupent soit les extrémités, comme le calcanéum, ou composent la colonne vertébrale, tels que les vertèbres. Les troisièmes, tels que l'omoplate et l'os des îles (os iliaque), relient les os longs à la partie centrale du corps.

Colonne vertébrale.

L'axe du squelette se nomme colonne vertébrale. Cette colonne est composée de disques superposés ou vertèbres dont la plus élevée supporte la tête. Sur ses côtés se détachent, en haut les côtes qui forment la cage thoracique supportant elle-même les membres supérieurs, et en bas les os du bassin auxquels sont articulés les membres inférieurs. Les vertèbres sont au nombre de vingt-quatre. On distingue sept vertèbres cervicales dans la région du cou; douze vertèbres dorsales et cinq vertèbres lombaires dont la dernière repose sur la partie centrale du bassin formée de vertèbres soudées. Toutes les vertèbres sont traversées par un canal qui renferme la moelle épinière. En avant de ce canal une masse épaisse ou corps de la vertèbre forme les assises de la colonne vertébrale. En arrière se détachent des saillies diverses : une médiane, ou apophyse épineuse; deux latérales, ou apophyses transverses, et deux verticales, ou apophyses articulaires qui relient les vertèbres entre elles. La première vertèbre, ou atlas, ainsi nommée parce qu'elle supporte la tête, ressemble à un anneau sur lequel reposent les condyles (tubérosités arrondies) de la base du crâne qui permettent seulement les mouvements de flexion de la tête. Dans cet anneau pénètre l'apophyse odontoïde (en forme de dent) de la seconde vertèbre, appelée axis parce qu'elle permet les mouvements de rotation entre elle et l'atlas. La septième et dernière vertèbre cervicale est caractérisée par une apophyse épineuse très développée directement en arrière, toujours visible sous la peau.

On remarque trois courbures dans la colonne vertébrale : la courbure cervicale convexe en avant, la courbure dorsale concave et la courbure lombaire à convexité antérieure comme la première. De cette disposition résulte en partie la silhouette cambrée du torse vu de profil, bien que la colonne vertébrale ne se révèle sous la peau que par la crête épineuse de la ligne dorsale.

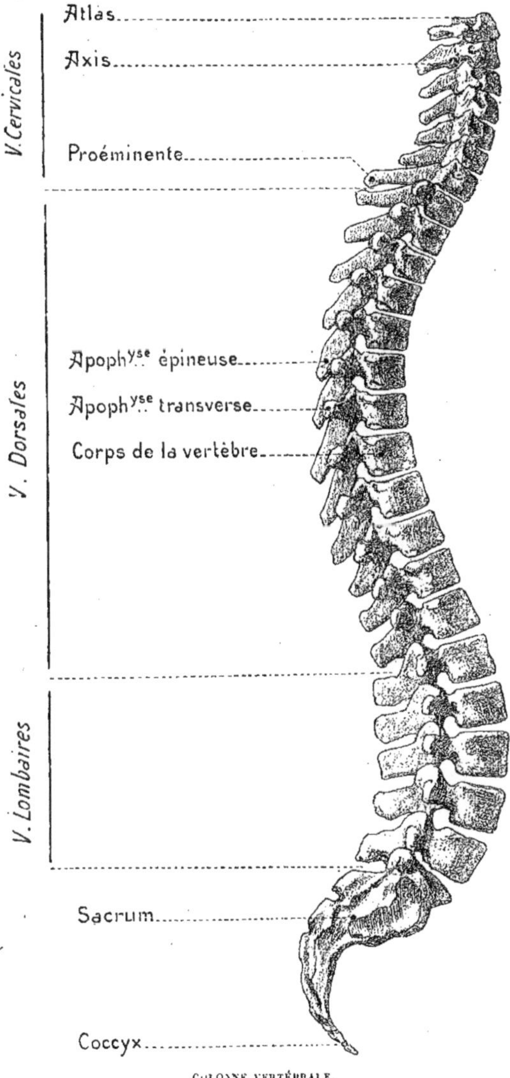

COLONNE VERTÉBRALE.

Thorax.

Les cinq premières vertèbres sont libres, tandis que les douze suivántes (dorsales) servent de points d'attache à vingt-quatre côtes qui forment avec le sternum la cage thoracique.

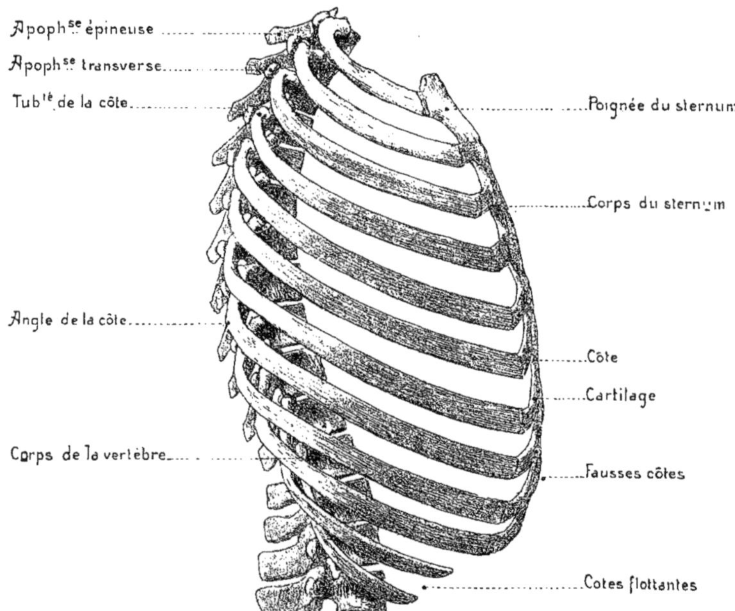

THORAX (face latérale).

Le sternum est un os cartilagineux plat, large à sa partie supérieure, et terminé à sa partie inférieure par un petit appendice (xiphoïde). Ses bords dentelés donnent insertion aux clavicules et aux sept premières côtes; sa position est légèrement oblique, en dehors du haut en bas. Sa fac antérieure est ondulée de bourrelets hori zontaux qui rappellent des corps verté braux. Cet os est visible sous la peau dan toute sa partie médiane.

Les côtes, au nombre de douze de chaqu côté, sont des os minces courbés en demi cercle, cartilagineux à leur extrémité anté rieure. Les sept premières rejoignent le sternum (côtes sternales), les trois suivantes se soudent obliquement au cartilage de la

ème côte, et les deux dernières ont leur
ɜmité libre (côtes flottantes). Toutes
iculent par leur tête en forme de coin

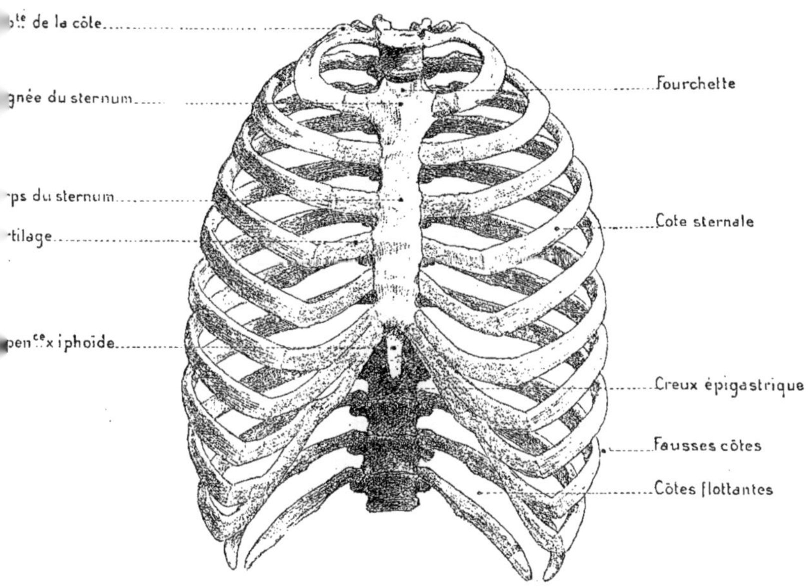

THORAX (face antérieure).

n disque inter-vertébral, et se dirigent s le sternum en descendant légèrement. ıs la respiration elles se relèvent en rimant à la cage thoracique un mouvement de soufflet. Dépourvu de son enveloppe osseuse supérieure, constituée par les omoplates et les clavicules, le thorax ressemble à un tronc de cône à base inférieure. Mais il n'y a guère à tenir compte de cette forme complètement modifiée et presque renversée dans le sujet complet.

Squelette de l'épaule.

Les os de l'épaule en contact avec le rax sont : la clavicule en avant et l'omote en arrière.

Clavicule. — La clavicule est un os long à deux courbures et ressemble à un S très allongé. Elle s'articule avec l'extrémité supérieure du sternum et l'apophyse acromion de l'omoplate, dont nous parlerons tout à l'heure. Sa position est à peu près horizontale; elle présente sa courbure convexe en dehors, près du sternum, et sa courbure concave en dehors, près de l'extrémité

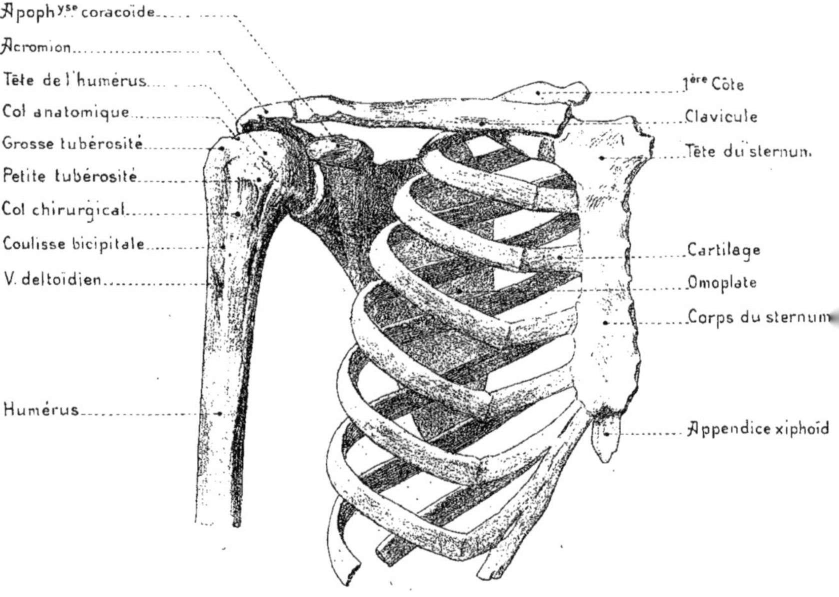

ÉPAULE (face antérieure).

de l'épaule; elle est toujours visible sous la peau à la base du cou.

Omoplate. — L'omoplate est un os plat triangulaire dont la pointe est dirigée en bas. Elle est située sur la face postérieure du thorax, entre la deuxième et la huitième côte. Il n'y a rien à signaler sur sa face interne (sous-scapulaire), toujours invisible à l'extérieur. La face postérieure, au contraire, est accidentée par la présence d'une saillie osseuse (épine de l'omoplate) qui part d[u] bord interne, se dirige vers l'angle exter[ne] et se termine par une saillie considérab[le] (acromion), partageant ainsi l'omoplate e[n] deux parties inégales : la supérieure, plus petite, fosse sus-épineuse, l'inférieure, plu[s] étendue, fosse sous-épineuse. Le bord interne de l'omoplate, très mince, est vertical; le bord externe, oblique, est plus épais surtout dans sa partie supérieure. Le bord supérieur enfin est remarquable par la présence à son extrémité externe d'une saillie très prononcée en forme de bec de corbeau (apophyse coracoïde). Des ligaments réu-

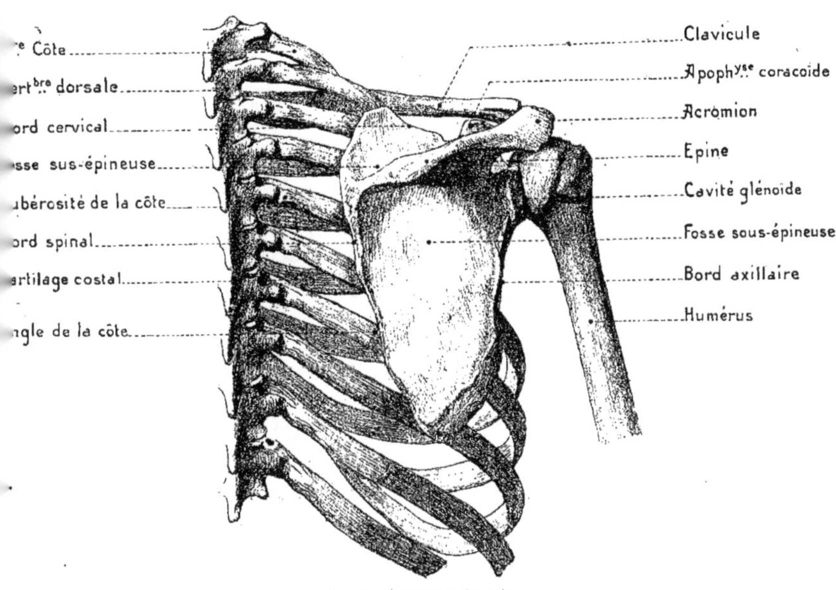

ÉPAULE (face postérieure).

nissent l'acromion à l'apophyse coracoïde, ce qui forme avec un bourrelet fibreux une cavité appelée glénoïde, ouverte en avant et en bas, et destinée à recevoir la tête de l'humérus.

Humérus.

Os long terminé par deux renflements volumineux de formes différentes. La tubérosité supérieure, à peu près sphérique dans son ensemble, est divisée en deux parties par une gouttière annulaire. La partie la plus élevée, interne, est très régulièrement arrondie et roule dans la cavité glénoïde; la partie externe, plus basse, est rugueuse, irrégulière et coupée par un canal (coulisse bicipitale). Elle donne insertion à des muscles élévateurs du bras. Par l'examen de la disposition de la cavité glénoïde et de la tête de l'humérus, on peut se rendre compte de l'étendue et de la variété des mouvements du bras sur l'épaule. Le peu de profondeur de la cavité permet à l'humérus de jouer presque en tous sens; il n'y a que le mouvement d'élévation dans le plan du corps qui soit arrêté par la voûte acromio-coracoïdienne. C'est alors qu'intervient la mobilité de l'omoplate dont l'extrémité inférieure s'écarte en dehors, le bord interne tendant à se rapprocher de l'horizontale; et si le bras s'élève jusqu'à venir en contact avec la tête, la clavicule elle-même se soulève en pivotant sur le sternum. Dans cette position, la forme de l'épaule est complètement changée, ce qui s'explique par le mouvement de bascule de l'omoplate et l'élévation de la clavicule.

Outre la coulisse bicipitale, il faut signaler sur le corps de l'humérus la lèvre externe de cette coulisse qui donne insertion au muscle grand-pectoral et se termine par une surface rugueuse (empreinte deltoïdienne), point d'attache du muscle deltoïde; puis une large gouttière qui s'enroule sur les deux tiers inférieurs de l'os de façon à lui donner l'aspect d'un prisme triangulaire tordu sur lui-même.

A sa partie inférieure l'humérus s'élargit en forme de palette et présente des irrégularités qu'il est très utile d'étudier si l'on veut se rendre compte de l'articulation compliquée du coude. Si nous supposons l'humérus dans la position du bras tombant naturellement le long du corps, la paume de la main tournée en avant, nous remarquerons qu'il est obliqué légèrement de haut en bas et en dedans, tandis que les os de l'avant-bras prennent une direction contraire et forment ainsi avec l'humérus un angle très ouvert dont le sommet est tourné vers le corps. Vers le milieu de la partie inférieure de l'humérus on remarque une surface lisse semblable à la gorge d'une poulie (trochlée) dont le rebord interne est plus saillant que le rebord externe. A côté et en dehors se présente une autre surface lisse arrondie (condyle). Enfin il faut signaler la saillie qui fait suite au condyle, appelée épicondyle, et une saillie opposée appelée épitrochlée parce qu'elle se prolonge du côté de la trochlée.

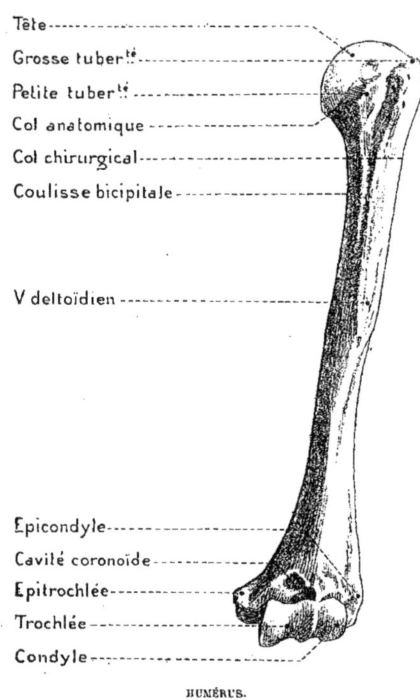

HUMÉRUS.

Cubitus et radius.

es deux os de l'avant-bras, le cubitus et adius, font suite à l'humérus. Le cubitus s'articule avec la trochlée de l'humérus, crane) qui forme l'extrémité du coude toujours très visible sous la peau dans les mouvements de flexion et qui, dans les mouve-

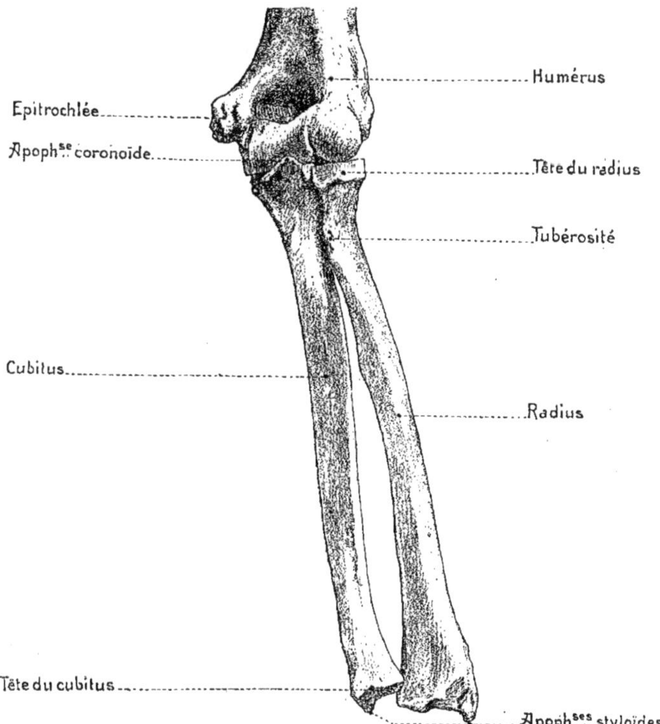

CUBITUS ET RADIUS (supination).

ndis que le radius est placé au-dessous du ndyle sans l'atteindre. Le cubitus est oulé sur la trochlée et se prolonge en rière par une longue saillie (apophyse olé-ments d'extension, vient se loger en partie dans une cavité postérieure de l'humérus. Il est facile de voir par ce qui précède que les mouvements de flexion et d'extension sont seuls possibles, que l'extension s'arrête dès que l'olécrane, buttant contre l'humérus, s'oppose à toute flexion en arrière, et que les mouvements de latéralité amèneraient bras tombe naturellement le long du corps, la face interne de la main en avant, les deux os de l'avant-bras, cubitus et radius, situés parallèlement l'un à l'autre, sont séparés par

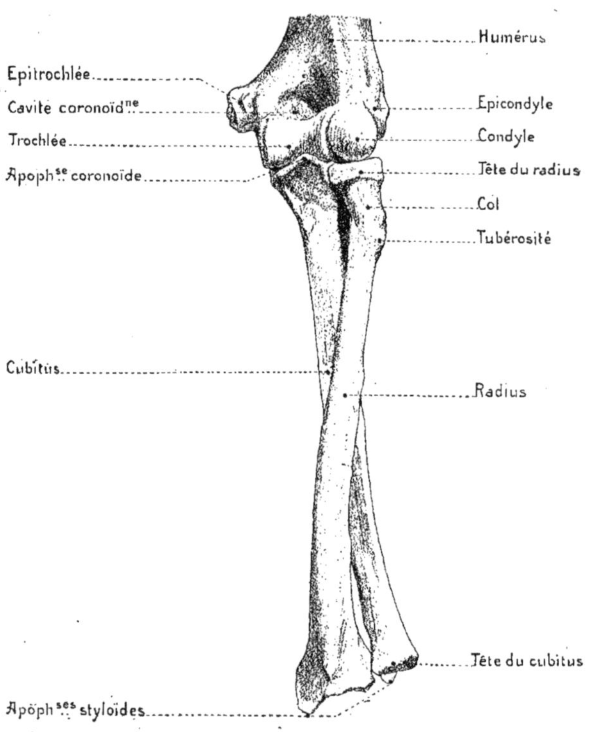

CUBITUS ET RADIUS (pronation).

une désarticulation du cubitus intimement lié à la trochlée de l'humérus par des ligaments latéraux très serrés.

Des différentes saillies osseuses de l'articulation du coude, l'olécrane et l'épitrochlée sont seuls visibles sous la peau. Lorsque le un espace assez considérable, le cubitus en dedans, le radius en dehors. Le cubitus, nous l'avons dit, dépasse considérablement le radius en haut et le radius, au contraire, dépasse le cubitus en bas. Ces os ont une disposition de forme opposée. Tandis que le

tus est volumineux dans sa partie supé-
re et grêle dans sa partie inférieure, le
us est grêle en haut et volumineux en

en résulte que l'articulation du coude
ait avec le cubitus et celle du poignet
le radius. Mais ces deux os ne conservent
toujours leur position relative; lorsque
ain, au lieu de présenter sa face palmaire
ination), présente sa face dorsale en avant
nation), ce n'est pas seulement la main
poignet qui se sont déplacés, c'est aussi
radius qui est venu croiser le cubitus,
raînant la main dans son mouvement de
ation autour du cubitus. Car il faut bien
er que dans le mouvement de pronation
cubitus ne bouge pas, le radius vient le
iser de façon que son extrémité inférieure
erne devient interne et son extrémité
érieure, restant toujours externe, pivote
elle-même. Tout naturellement l'avant-
as présente une forme différente dans les
uvements de supination et de pronation. Dans le premier cas, les os étant parallèles, le bras est aplati; dans le second, il devient très cylindrique dans sa partie moyenne puisque l'espace inter-osseux a disparu par le croisement du radius sur le cubitus. De plus, l'avant-bras en supination fait un angle en dehors avec le bras et se trouve sur son prolongement lorsqu'il est en pronation. Notons enfin que le cubitus se voit sous la peau dans ses deux tiers inférieurs et que son extrémité, très visible au poignet du côté du petit doigt, est plus élevée que l'extrémité du radius saillante au-dessus du pouce. Ces deux saillies se nomment apophyses styloïdes du cubitus ou du radius et sont réunies par un ligament (triangulaire radio-cubital) qui sert de rayon lorsque le radius tourne autour du cubitus dans le mouvement de pronation.

La main, enfin, fait avec l'avant-bras un angle en sens inverse de la direction de celui-ci avec le bras, par suite de la plus grande longueur du radius près du poignet.

Main.

Le squelette de la main se compose de trois
rties principales : le carpe qui correspond
poignet, le métacarpe à la paume de la
ain et les phalanges aux doigts. Le carpe
i-même est constitué par huit petits os
urts, disposés en arc sur deux rangs et for-
ant une masse élastique légèrement con-
ave en avant, mais dont toutes les parties sont
olidaires les unes des autres. En commen-
ant du côté du pouce on rencontre au premier
ang le scaphoïde, le semi-lunaire articulés
vec le radius, le pyramidal avec le ligament
riangulaire, et enfin le pisiforme. Le second rang comprend le trapèze articulé avec le premier métacarpien du pouce, le trapézoïde, le grand os et l'os crochu.

Le métacarpe comprend cinq os longs (métacarpiens) dont le premier, celui du pouce, diffère, dans son articulation, avec le carpe des quatre autres métacarpiens correspondant à chacun des autres doigts. L'articulation du premier métacarpien avec le trapèze est telle qu'elle permet les mouvements en tous sens et en particulier celui qui amène le pouce en face ou en opposition avec les autres doigts. Au contraire l'articulation des quatre métacarpiens de la paume juxtaposés et intimement liés aux os du carpe ne permet que de très légers mouvements de glissement. Reste la troisième

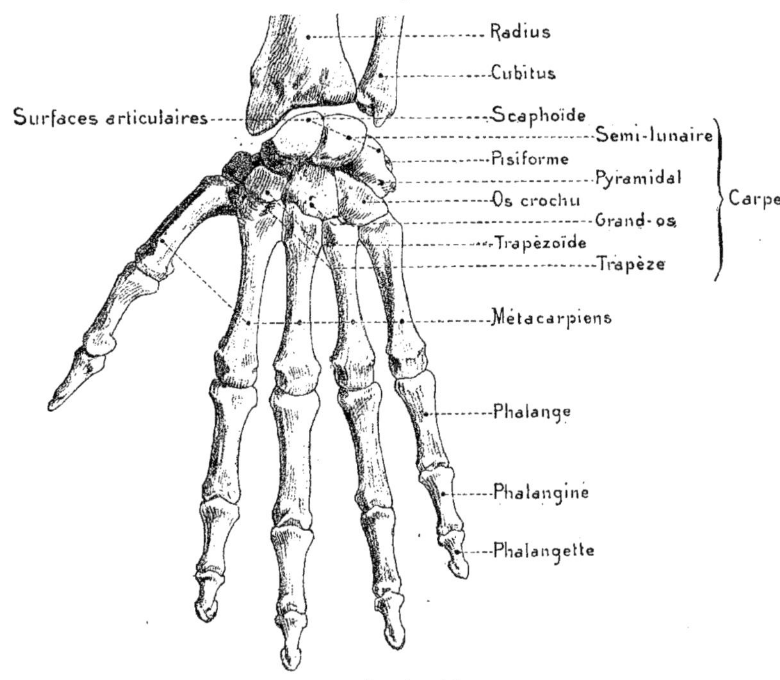

MAIN (face dorsale).

partie de la main comprenant : les phalanges, qui se divisent en phalanges proprement dites, celles qui suivent les métacarpiens, en phalangines et en phalangettes. Toutefois le pouce ne possède qu'une phalangine et une phalangette. Les phalanges proprement dites s'articulent avec les métacarpiens dans une cavité presque sphérique qui permet des oscillations en tous sens, limitées cepend sur les côtés et en arrière par des ligame tendineux.

L'articulation des phalangines et des p langettes en forme de trochlée, ou pouli ressemble à celle de l'humérus avec le cub tus, qui, on se le rappelle, permet seul ment les mouvements de flexion et d'e tension. Notons que ces os sont d'inéga longueur, ceux qui correspondent au mé dium ou troisième doigt étant les plus longs et enfin que les phalangettes se terminen une facette onguéale, ainsi nommée e qu'elle supporte l'ongle.

à la taille totale de l'homme, de la plante des pieds au sommet du crâne. L'avant-bras

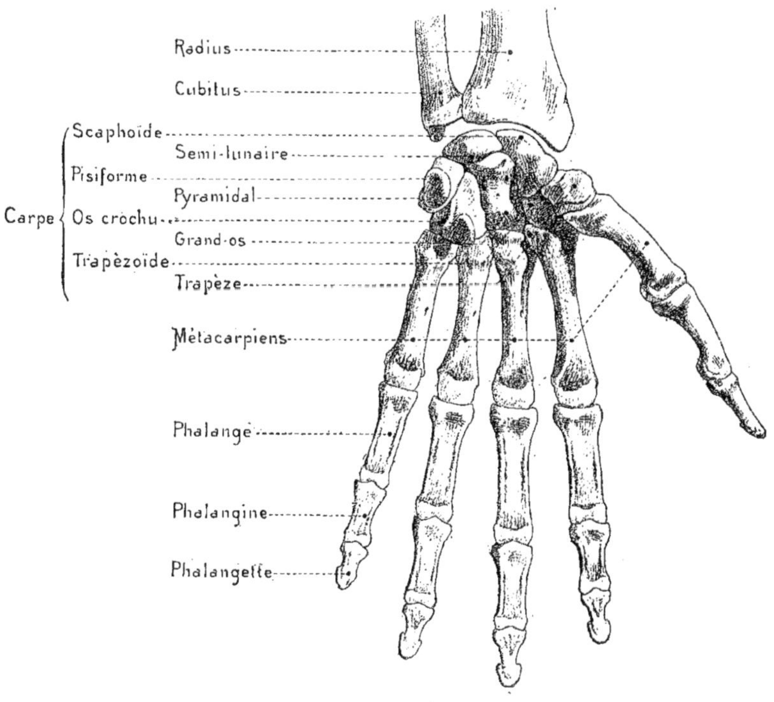

MAIN (face palmaire).

Lorsque les deux bras sont maintenus rizontalement, la distance qui s'étend de xtrémité d'un médium à l'autre est égale égale les trois quarts de la longueur du bras, et la main environ la moitié de l'avant-bras.

Hanches.

A la cinquième vertèbre lombaire succède e masse osseuse, la plus considérable du rps, appelée bassin. Le bassin termine la colonne vertébrale qu'il rattache aux membres inférieurs comme la cage thoracique l'unit aux membres supérieurs. On distingue

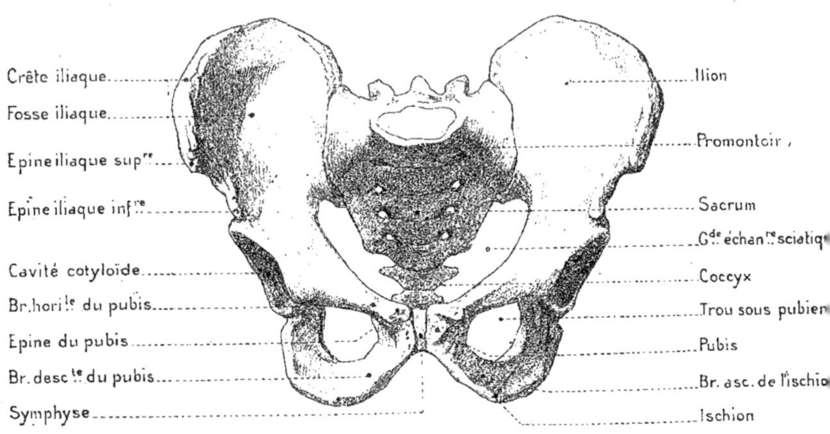

BASSIN D'HOMME (face antérieure).

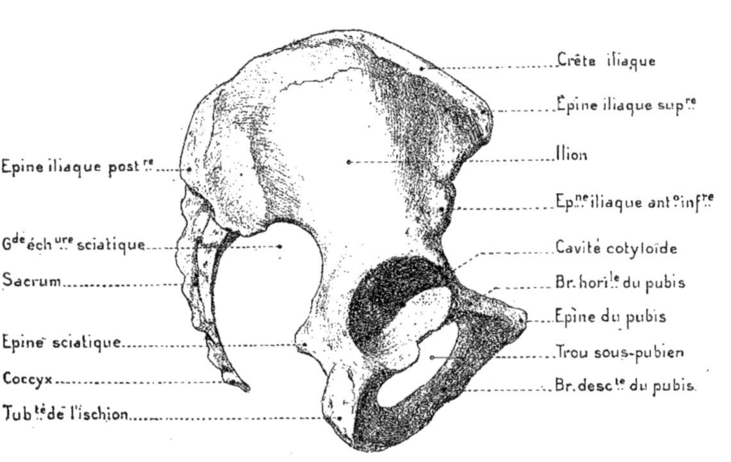

BASSIN D'HOMME (face latérale).

le bassin trois parties principales : une rale ou médiane et deux latérales symé- es. La partie médiane se compose de os, le sacrum et le coccyx. Le sacrum forme d'un tronc de pyramide renversée se triangulaire. Son examen révèle l'ap- nce de cinq énormes vertèbres soudées mble. Le coccyx termine la pyramide

fond de cette cavité (cotyloïde) que se réunissent sur trois lignes convergentes les trois parties constitutives de l'os iliaque. La partie supérieure est nommée ilion, la partie antérieure pubis et la partie inférieure ischion. L'os ilion est plat, très large, avec un bord supérieur épais contourné en S, qui forme la hanche visible sous la peau, et se termine par

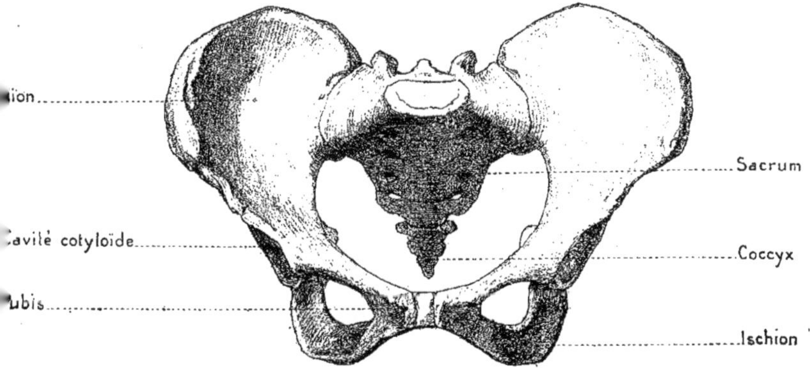

BASSIN DE FEMME (face antérieure).

sacrum et lui fait suite en se recourbant dedans. Cet os semble également formé trois petites vertèbres atrophiées et sou- s. Il correspond à la queue des mammi- s. Chez l'homme, il contribue à former fond d'une sorte de cuvette qui, dans la sition verticale, supporte les viscères. De que côté du sacrum s'articulent les os ques sur des surfaces rugueuses recou- tes de cartilages. L'os iliaque est composé, z l'enfant, de trois parties distinctes qui se dent chez l'adulte. Vers la partie centrale terne de cet os on remarque une cavité hérique très régulière destinée à recevoir tête du fémur (os de la cuisse). C'est au

deux angles saillants : l'épine iliaque antérieure et supérieure et l'épine iliaque postérieure et supérieure. Le pubis fait suite en avant à l'ilion par une branche horizontale que termine l'épine du pubis. Cette épine est continuée par la branche descendante du pubis qui vient se réunir à l'ischion, lequel remonte par sa branche ascendante dans la cavité cotyloïde. Le pubis et l'ischion circonscrivent le trou sous-pubien.

Les deux os symétriques du pubis se réunissent en avant par une symphyse ou soudure cartilagineuse. Des ligaments puissants contribuent à rendre plus intime et plus solide l'union des os du bassin. L'un de ces ligaments est visible sur le sujet vivant et correspond au pli de l'aine. Il réunit l'épine iliaque antérieure et supérieure à l'épine du pubis. Examiné dans son ensemble, le bassin a la forme d'un tronc de pyramide à base supérieure et incliné en avant. Cette inclinaison du bassin doit être telle que la grande échancrure de la cavité cotyloïde soit directement dirigée en bas. Les os du bassin sont solidaires les uns des autres, c'est-à-dire qu'aucun mouvement ne peut se produire de l'un sur l'autre; cependant leur union cartilagineuse donne une élasticité à l'ensemble qui lui permet de résister sans rupture à des chocs violents. Aucune partie du squelette ne caractérise mieux les sexes. Le bassin de l'homme, outre sa plus grande épaisseur, est relativement étroit; il est plus élevé que le bassin de la femme. Celui-ci paraît d'autant plus large qu'il est plus court et décroît moins rapidement de haut en bas. Il en résulte que l'arcade pubienne formée par les branches descendantes des pubis est presque en plein cintre chez la femme tandis qu'elle est ogivale chez l'homme.

Fémur.

L'os de la cuisse appelé fémur est le plus long du squelette. Il se compose d'un corps très allongé et de deux extrémités volumineuses de forme différente. A l'extrémité supérieure on remarque d'abord une tête aux trois quarts sphérique, à surface lisse et cartilagineuse, qui se continue obliquement en bas et en dehors par un col étranglé (col du fémur) auquel succède une très grosse tubérosité (grand trochanter) placé directement en dehors. Plus bas, enfin, en arrière et en dedans du grand trochanter, on rencontre le petit trochanter beaucoup moins volumineux. La tête sphérique du fémur se loge intimement dans la cavité cotyloïde, dans laquelle elle pourrait rouler en tous sens si une disposition spéciale de ligaments ne limitait certains mouvements. Autour du bourrelet cotyloïdien s'étend une sorte de capsule fibreuse qui embrasse également la tête du fémur. Mais cette capsule n'est pas soudée en arrière aux bords de la cavité cotyloïde; il en résulte que le mouvement de flexion de la cuisse ne rencontre aucun obstacle de ce fait, puisque dans ce mouvement la partie antérieure se relâche et la partie postérieure, non soudée, s'écarte de sa position normale. Au contraire le mouvement d'extension ou plutôt de flexion en arrière est fort limité, parce que la capsule fibreuse, parfaitement soudée en avant au fémur et au bord de la cavité cotyloïde, atteint son maximum de tension lorsque la jambe est sur le prolongement du corps. Outre ce manchon fibreux, il existe un petit tendon inter-articulaire, partant à peu près du centre de la tête sphérique du fémur pour aller se fixer au bord inférieur de la cavité cotyloïde. Tout le poids du tronc se trouve ainsi suspendu à la tête du fémur comme à une potence. On comprendra facilement que le mouvement d'adduction ou de rapprochement des jambes est arrêté par cette corde lorsqu'elle est tendue, ce qui a lieu dans la station verticale. Il sera facile de constater, en effet, que dans cette position le rapprochement des genoux est impossible, mais que la plus légère flexion des jambes rend ce rapprochement facile.

col du fémur forme avec le corps du r un angle obtus plus ouvert chez nme que chez la femme. Dans les deux s cet angle diminue avec l'âge, comme saillante sur le squelette, se manifeste par une dépression chez le sujet complet. Quant au petit trochanter, il est noyé dans des masses charnues et ne peut se révéler à

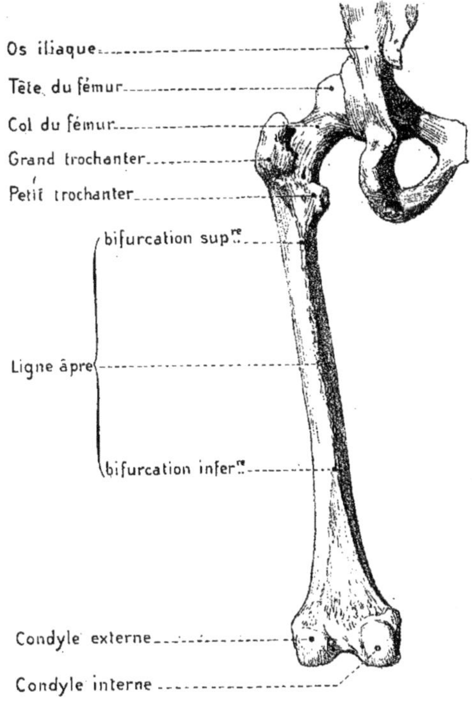

FÉMUR (face postérieure du fémur gauche).

le poids du corps faisait faiblir à la longue support oblique. C'est une des causes de diminution de la taille chez les vieillards. Le grand trochanter donnant insertion à s muscles très volumineux qui forment urrelet autour de sa tête, celle-ci, très l'extérieur. La ligne bitrochantérielle, c'est-à-dire celle qui va d'un grand trochanter à l'autre, détermine le plus grand diamètre de la partie inférieure du corps humain. Mais cette ligne est, relativement à la ligne des épaules (ligne bi-humérale), plus courte chez l'homme que chez la femme. La ligne bitrochantérielle est d'un cinquième plus courte chez l'homme que la ligne des épaules, tandis que chez la femme la différence est seulement d'un douzième. Le bassin de la femme est donc encore un peu moins large que ses épaules, contrairement à l'opinion courante. Le corps du fémur est légèrement courbé en avant, ce qui détermine la convexité de la cuisse. Sa face antérieure est arrondie tandis que sa face postérieure se termine en a (ligne âpre). Cette ligne se bifurque en vers le grand trochanter et le petit trochan en bas vers les deux condyles qui termi le fémur. L'extrémité inférieure du fémur e volumineuse et se compose de deux sailli ou condyles séparées par une profon gouttière en forme de poulie ou trochlé En arrière, ces deux condyles dépassent co sidérablement le corps du fémur et s'étende

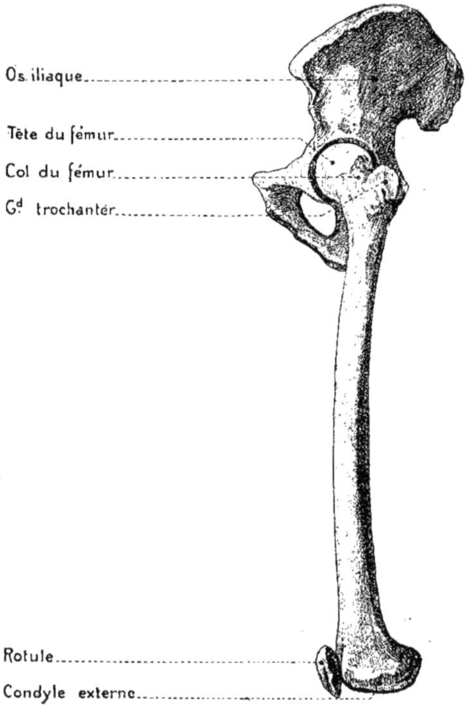

FÉMUR (face externe).

lement sur son prolongement en avant. dessous, le condyle interne a plus de llie que le condyle externe. Toutes ces dispositions sont très utiles à connaître parce qu'elles expliquent, comme nous le verrons plus loin, la forme et le mécanisme du genou.

Tibia, péroné, rotule.

Les os de la jambe sont le tibia, le péroné la rotule.

Le tibia, très volumineux dans sa partie périeure, se moule en quelque sorte sur condyles du fémur qu'il est seul à suprter. On a désigné sous le nom de plateau tibia l'empreinte des deux surfaces légèreent concaves laissée par les condyles du mur. La trochlée du fémur vient s'adapter r l'épine en forme d'arête qui sépare ces ux cavités. Le péroné, beaucoup plus grêle e le tibia, est appliqué contre celui-ci en hors, plus bas et un peu en arrière. Sa tête latie vient se loger dans une petite déession. On distingue aussi en avant et aussous des plateaux du tibia une tubérosité ujours visible sous la peau ainsi que la tête péroné. Enfin la rotule, petit os sésamoïde at et triangulaire, est placée en avant des ndyles du fémur dans l'intérieur d'un ndon. Pour se rendre bien compte de l'artilation du genou, il ne suffit pas d'en conaître l'ostéologie, il faut encore étudier ses gaments, qui limitent ou empêchent certains ouvements. Cette articulation est renfermée ans un manchon fibreux soudé autour des ondyles du fémur et des plateaux du tibia. Mais ce manchon est très lâche dans sa artie antérieure et très court dans sa partie ostérieure. En outre, des ligaments latéraux ont fixés sur les côtés et en arrière des ondyles du fémur et des os de la jambe. C'est a longueur du manchon en avant et l'insertion excentrique en arrière des ligaments latéraux qui permettent les mouvements de flexion de la jambe. Au contraire, lorsque la jambe se porte sur le prolongement du fémur, le manchon fibreux, très court et solide en arrière, atteint son maximum de tension ainsi que les ligaments latéraux, ce qui s'oppose à la flexion en avant. Quant aux mouvements de flexion à droite et à gauche ils sont absolument empêchés par les ligaments latéraux et la direction des condyles du fémur. De légers mouvements de rotation sont encore possibles, surtout en dehors, lorsque les ligaments sont distendus par une flexion préalable de la jambe. Il faut aussi remarquer que l'ensemble de la jambe étendue, vue de face, présente un angle rentrant à la hauteur du genou, ce qui s'explique par la direction oblique en dedans du fémur et la plus grande saillie du condyle interne. Dans cette position le genou présente en avant trois saillies superposées : en haut, la rotule, au-dessous, le tendon rotulien relâché et, en bas, la tubérosité antérieure du tibia. Au contraire, lorsque le genou est fortement plié, les deux condyles surtout se manifestent très nettement. Le corps du tibia est prismatique triangulaire. Une arête très accentuée est placée en avant. La face latérale interne est visible sous la peau dans sa plus grande étendue; la face postérieure est cachée sous l'épaisseur des muscles du mollet; la face latérale externe regarde le péroné. Son extrémité inférieure est renflée, aplatie en dessous, et se prolonge sur le côté interne en formant la malléole interne.

Le péroné, beaucoup moins volumineux que le tibia, est placé parallèlement à celui-ci et en arrière, appuyé à ses deux extrémités

arrière de la malléole interne. Il en résult que les deux chevilles du pied ou malléole ne sont ni au même plan ni à la même hau teur : la malléole interne étant plus élevé

Fémur
Rotule
Plateau exter^{ne}
Tubérosité ant^{eure}
Crête du tibia
Péroné
Malléole int^{rne}
Malléole ext^{rne}

TIBIA, PÉRONÉ, ROTULE (face externe).

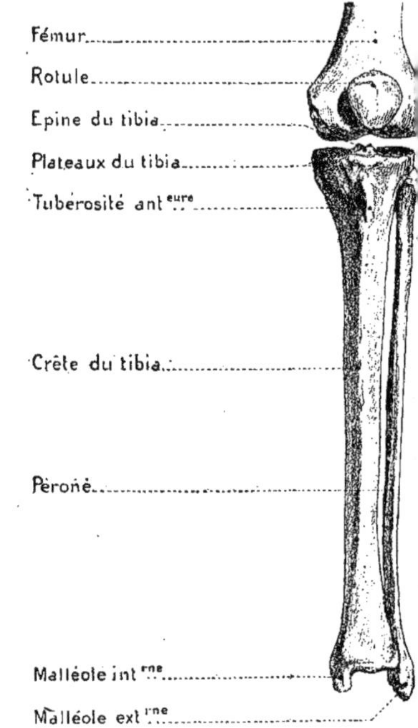

TIBIA, PÉRONÉ, ROTULE (face antérieure).

et laissant un espace inter-osseux plus considérable en haut qu'en bas.

Nous avons vu que la tête supérieure du péroné était située au-dessous des plateaux du tibia; mais, par sa partie inférieure (ou malléole externe) il dépasse cet os et contribue à former une véritable mortaise en se plaçant contre le tibia, symétriquement et en

que la malléole externe et en avant de celle-ci. De plus, la première est carrée comme l'extrémité du tibia, tandis que la seconde, formée par l'extrémité du péroné, est triangulaire ou en fer de lance. Les os de la jambe correspondent parfaitement à ceux du bras, mais ils ne peuvent pas, comme le cubitus et le radius, se mouvoir l'un sur l'autre.

Pied.

'ostéologie du pied, ainsi que celle du e, se rapproche de la forme extérieure ujet complet plus qu'aucune autre partie orps humain. Comme dans la main, les lu pied se divisent en trois groupes : le e, le métatarse et les phalanges. Les langes du pied comparées aux phalanges a main sont courtes, tandis que les os du en avant sur une même ligne. Le cuboïde a une forme cubique, le scaphoïde rappelle la forme d'une nacelle et les trois cunéiformes ressemblent à trois claveaux. L'ensemble des os du pied est disposé en double voûte transversale et longitudinale; de telle sorte que le squelette du pied ne doit avoir de contact avec le sol que par le calcanéum et la

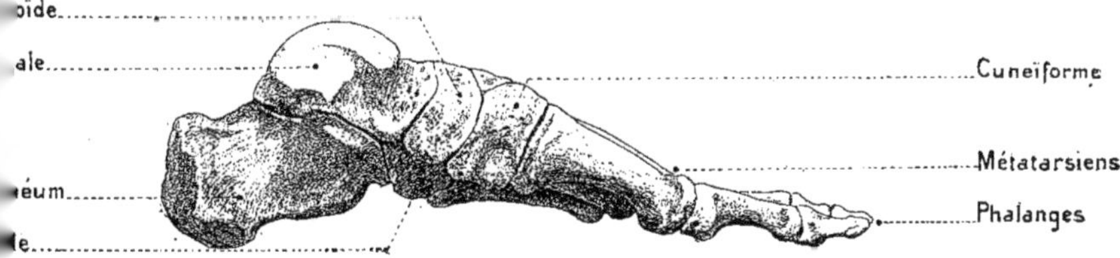

PIED (face interne).

se occupent une étendue beaucoup plus sidérable que les os du carpe, ce qui fait la main est disposée pour saisir et le pied r supporter. Les os du tarse sont au nbre de sept. Le plus élevé de tous, l'asgale, ressemble à une poulie qui se proge en bas et en avant par une saillie euse. Cette poulie pénètre intimement s la mortaise formée par le tibia et comtée du côté externe seulement par le oné. Elle permet les mouvements de xion et d'extension du pied à l'exclusion de t autre. En dessous et en arrière de l'asgale se prolonge le calcanéum, os du talon, i donne insertion au tendon d'Achille. avant du calcanéum et au-dessous de l'asgale sont disposés le cuboïde en dehors, le aphoïde en dedans et les trois cunéiformes tête des cinq métatarsiens continués par les phalanges. Toutefois la voûte observée transversalement n'est pas symétrique, le bord externe du pied, très mince, touchant presque le sol tandis que le bord interne, beaucoup plus épais, s'en écarte bien davantage. Cette disposition maintenue par de forts ligaments donnant au pied une très grande élasticité le met à l'abri des ruptures. Nous avons dit précédemment que les mouvements de flexion et d'extension étaient seuls possibles entre l'astragale et les os de la jambe. Cependant nous pouvons diriger le pied en dedans et en dehors ou encore élever son bord externe ou son bord interne. Ces mouvements se passent entre l'astragale et le calcanéum. A l'examen des points de contact de ces deux os, on remarque en effet deux surfaces articulaires légèrement concaves, de façon à laisser entre elles un espace inter-osseux appelé cavité anfractueuse du tarse permettant le glissement de ces deux os l'un sur l'autre lorsque le pied se porte soit à droite, soit à main, le pouce du pied n'est pas opposab aux autres doigts. Le premier métatarsi est très volumineux, le second est le pl long et dépasse les autres à ses deux extr mités; le cinquième enfin est caractérisé p

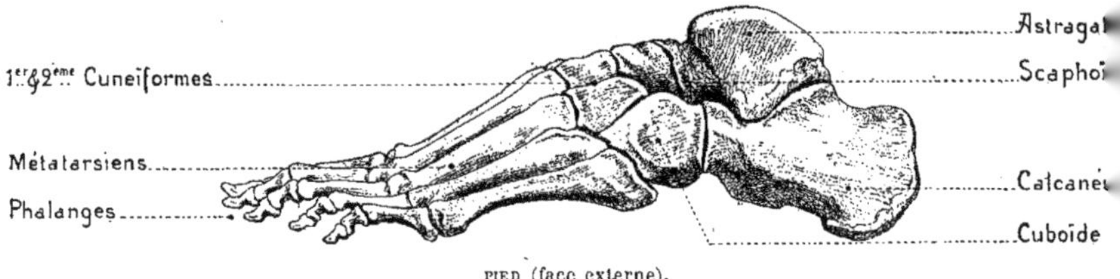

PIED (face externe).

gauche, ou s'élève latéralement. Les cinq métatarsiens sont comparables aux cinq métacarpiens avec cette différence que le premier métatarsien (celui du pouce) est placé invariablement dans une position parallèle aux quatre autres. Il en résulte que, contrairement à ce qui a lieu pour la une apophyse épineuse très saillante sur bord externe du pied. Quant aux phalange elles sont toutes parallèles, beaucoup pl courtes que les phalanges de la main. Cell du petit doigt sont soudées et comme atr phiées.

Tête, crâne.

Les os de la tête se divisent en deux parties très distinctes : le crâne, de forme à peu près sphérique et régulière; la face, accidentée par de profondes cavités et de fortes saillies. Le crâne ou boîte crânienne renferme le cerveau; il est constitué principalement de plusieurs os intimement unis entre eux par des sutures dentelées les rendant solidaires les uns des autres. En arrière, nous signalerons l'occipital dont la partie inférieure horizontale porte une apophyse (basilaire) suivie d'un large trou qui aboutit à la colonne vertébrale. A droite et à gauche du trou occipital, deux condyles s'articulent avec la première vertèbre ou atlas. La partie ver ticale de l'occipital se relève brusquement e partant d'une ligne courbe horizontale. El ressemble à une portion de sphère terminée e pointe à sa partie supérieure. On appel pariétaux les deux os qui soutiennent l'occ pital en formant la voûte du crâne, au som met de laquelle ils se réunissent. Il fa signaler à leur surface la bosse pariétale a centre, et en dessous la ligne courbe tempo rale. En avant des pariétaux, la boîte cr nienne se termine par le frontal qui porte e haut les deux bosses frontales. Plus bas, un dépression, puis les arcades sourcilières obl de bas en haut et de dedans en dehors ; nfin les arcades orbitaires, entre lesquelles remarque la racine du nez et qui se ter- ent de chaque côté par une apophyse itaire articulée avec l'os malaire de la . Au-dessous des pariétaux, les tempo- x sont deux os de forme assez compli-

et le temporal, complète la fosse temporale. On appelle suture sagittale celle qui unit les deux pariétaux; suture lambdoïde celle qui unit l'occipital aux pariétaux et suture coronale celle qui unit les pariétaux à l'os frontal. Ces trois dénominations expriment assez bien la forme de ces trois sutures.

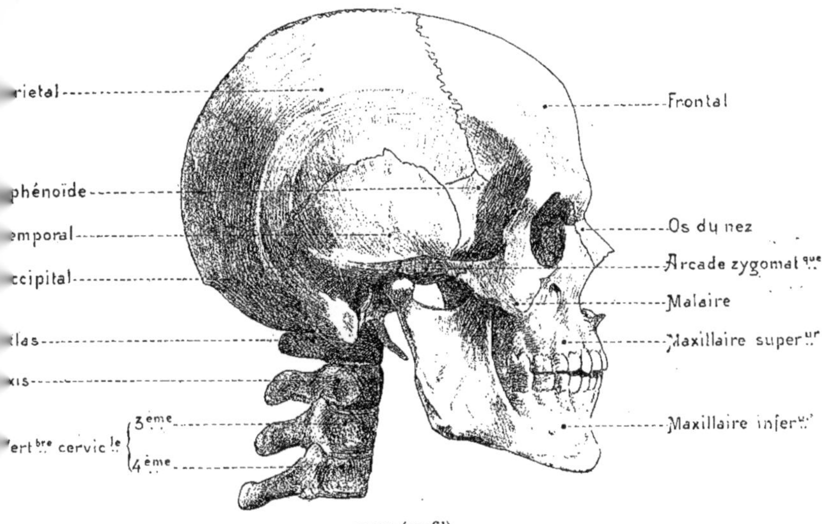

CRANE (profil).

ıée. En haut et en avant une écaille lisse et gulière prolonge les pariétaux; au-dessous, ne apophyse horizontale (zygomatique) très ettement détachée fait suite à l'os malaire ; lus bas et en arrière le trou auditif pénètre rofondément dans une masse très dure ocher) qui contient les organes de l'ouïe.

Derrière le trou auditif s'abaissent l'apo- hyse mastoïde, saillie arrondie, et l'apo- hyse styloïde, saillie très aiguë. L'os sphé- oïde enfin, placé entre le frontal, le pariétal

Examiné par sa face supérieure, le crâne est ovoïdal, sa partie la plus large étant en arrière. Mais la grandeur relative des diamètres de sa longueur et de sa largeur est très variable. On appelle dolichocéphales les crânes très allongés, brachycéphales les crânes courts et mésaticéphales les crânes de forme intermédiaire. Les races noires sont en général dolichocéphales, les races jaunes brachycéphales et la race blanche mésaticéphale.

Face.

Les os de la face sont : l'os malaire, le maxillaire supérieur et le maxillaire inférieur. Par leur forme et leur juxtaposition, ils produisent les cavités orbitaires, les fosses nasales et l'ouverture de la bouche. Les deux trous orbitaires placés symétriquement de chaque côté de la ligne médiane de la face sont deux pyramides creuses à bases à peu près carrées avec leur sommet à l'intérieur légèrement obliqué l'un vers l'autre.

Les bords externes et internes des trous orbitaires sont presque verticaux, les bords supérieurs et inférieurs sont obliques de haut en bas et de dedans en dehors. L'os frontal forme le bord supérieur; l'os malaire et l'apophyse externe du frontal forment le bord externe; le maxillaire supérieur, le bord inférieur et ce même maxillaire supérieur joint à l'apophyse interne du frontal, le bord interne. Tous ces os se réunissent au fond de la cavité orbitaire qui se termine par un orifice noir et deux petites fentes.

La cavité nasale, située en dessous et entre les trous orbitaires, ressemble à un cœur de cartes à jouer. Deux petites lamelles osseuses, appelées os propres du nez, forment un angle dièdre sur la partie supérieure de ladite cavité. La saillie de la pommette est produite par la forte proéminence de l'os malaire, qui se compose principalement d'une masse centrale de laquelle se détachent quatre pointes ou tubérosités d'inégale importance. Une supérieure s'élève verticalement le long du trou orbitaire; une postérieure horizontale va rejoindre l'apophyse zygomatique du temporal; une troisième se réunit au maxillaire supérieur sur le bord inférieur du tro orbitaire; et enfin une quatrième, dirigée e bas, reste libre et saillante. Deux os, maxillaire supérieur et le maxillaire inférieur, forment la bouche; ces os sont dou bles et soudés au milieu par une symphyse Le maxillaire supérieur, convexe antérieurement dans son ensemble, est en même temp légèrement excavé sur ses faces latérales; est percé de chaque côté d'un petit trou sous orbitaire, porte l'épine nasale à son milie supérieur et à sa base contient toutes le alvéoles des dents qui se traduisent pa autant de bourrelets sur sa face antérieure

Il nous reste à étudier le seul os mobile d la tête, le maxillaire inférieur. Sa parti antérieure, courbée comme le maxillair supérieur, est formée de deux branches horizontales évidées antérieurement, percées d deux trous sous-mentonniers et portant le alvéoles des dents; sa partie postérieure se relève brusquement en deux branches plate terminées en forme de croissant. Le somme postérieur de ce croissant est arrondi; c'es le condyle du maxillaire qui s'articule ave le temporal; le sommet antérieur, aigu, libre (apophyse coronoïde), donne insertion au muscle temporal.

L'intérieur du croissant est appelé échan crure sigmoïde. L'angle formé par les deux branches du maxillaire inférieur est toujours obtus, mais son ouverture tend à diminuer avec l'âge. De plus, chez les vieillards, la disparition des dents qui maintenaient l'écartement parallèle des deux maxillaires, amenant obliquement le maxillaire inférieur en contact avec le maxillaire supérieur, paraît

ntuer encore l'angle postérieur de la
choire.

es dents sont au nombre de trente-deux
z l'adulte : seize en haut et seize en bas.
es se divisent, en partant du milieu de la

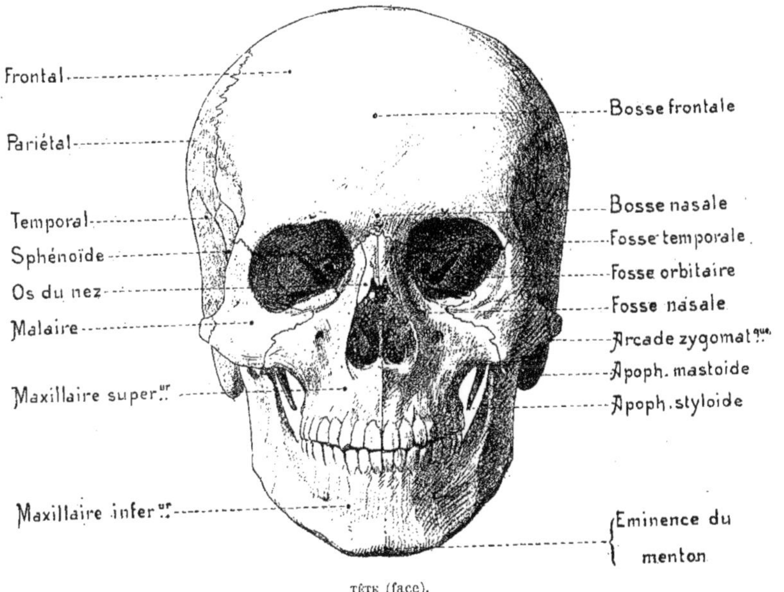

TÊTE (face).

ouche sur chaque maxillaire, en deux inci-
ves plates et tranchantes, une canine
onique ou pointue, deux petites molaires
deux têtes, trois grosses molaires à quatre
tes. La partie apparente des dents est
lanche et brillante : c'est la couronne; la
acine est cachée dans l'alvéole.

Différentes parties du squelette ont été successivement choisies comme unité de mesure. Actuellement, la hauteur totale de la tête est choisie comme se prêtant le mieux à cet usage. Elle doit être comptée sept ou huit fois dans la hauteur totale d'un squelette d'adulte. L'homme d'une taille élevée a la tête relativement petite, les dimensions de celle-ci variant peu.

L'enfant très jeune n'a guère que cinq fois la hauteur de sa tête. Les statues antiques mesurent généralement entre sept têtes et demie ou huit têtes.

MYOLOGIE

myologie est l'étude des muscles. Ceux- divisent en muscles profonds et muscles rficiels. Pour ne pas sortir du cadre très cint que nous nous sommes tracé, nous arlerons que des muscles superficiels, ont les plus importants à étudier parce seuls ils se manifestent directement sous au.

n muscle est une masse charnue, élas-, rouge d'aspect, généralement terminée un corps blanc, très résistant et inex- ible appelé tendon. Ce dernier est une able corde servant à unir le muscle à qu'il déplace ou sur lequel il s'appuie. sque ce tendon, au lieu d'être cylindrique, te la forme d'une lanière plate, il prend om d'aponévrose. Les aponévroses ne se ontrent pas seulement à l'extrémité des muscles, elles se trouvent aussi à leur surface et les enveloppent quelquefois comme dans une gaine. Les tendons et aponévroses sont des corps passifs comme les os, tandis que les muscles sont éminemment actifs. Ils sont la force qui agit sous les ordres de la volonté, transmis du cerveau par le système nerveux. Dans l'action le muscle se contracte, c'est-à-dire qu'il se raccourcit, et par là même augmentant d'épaisseur accuse une saillie plus forte sous la peau. Pour pouvoir se raccourcir, il déplace un levier qui est l'os en produisant le mouvement. Quelques muscles, comme ceux du visage, sont insérés à des parties molles. Dans ce cas leurs contractions se traduisent par des plis ou sortes de rides sous la peau.

Muscles du tronc (partie antérieure).

a cage thoracique est recouverte en avant deux muscles symétriques appelés grands oraux.

e muscle grand pectoral s'insère d'une au sternum, aux premières côtes, à onévrose du muscle grand droit et à la icule, et d'autre part à l'humérus, sur le d de la coulisse bicipitale. Son action est rapprocher le bras du tronc ou d'élever i-ci, si le bras est maintenu à un point comme dans l'acte de grimper. Il soulève lement les côtes pour faciliter un grand rt de respiration.

droite et à gauche, et un peu au-dessous des pectoraux, se détache de la surface de ces dernières côtes le muscle grand oblique de l'abdomen dont les fibres s'entre-croisent avec celles du grand dentelé et se dirigent en bas. Les fibres les plus basses vont se fixer à la crête iliaque; les autres s'étendent obliquement vers la partie médiane du tronc. Lorsqu'elles rencontrent le muscle grand droit de l'abdomen, elles se transforment en une vaste aponévrose qui va rejoindre sa semblable sur une ligne verticale qui forme un sillon allant de l'apophyse xiphoïde jusqu'à la symphyse du pubis. En bas cette aponévrose suit la ligne du pli de l'aine et forme au-dessus de cette ligne un vaste méplat triangulaire.

Le muscle droit antérieur de l'abdomen

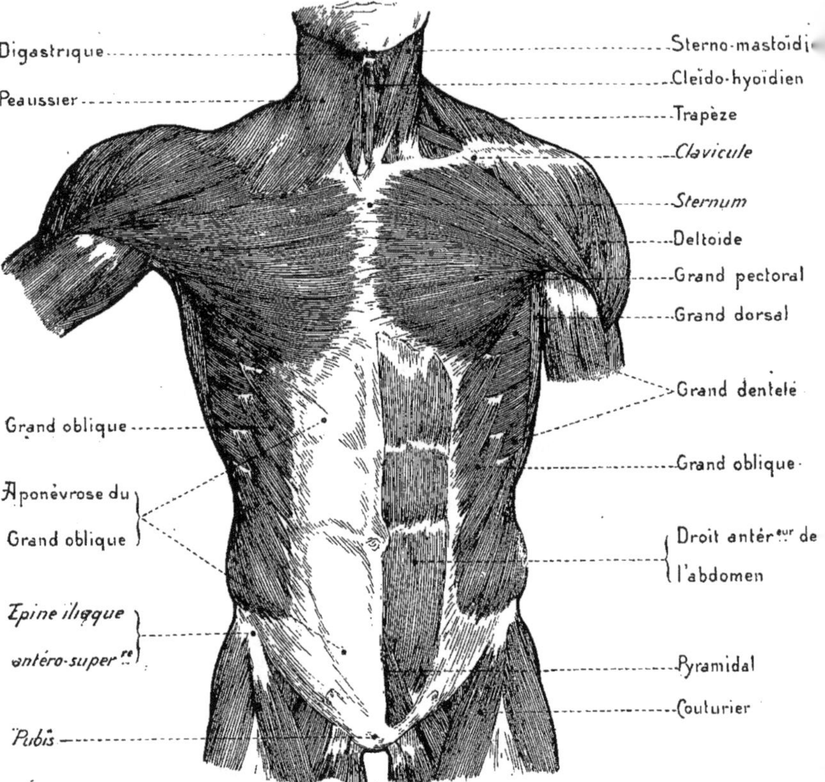

MUSCLES DU TRONC (face antérieure).

est recouvert totalement par l'aponévrose du grand oblique; il se développe verticalement en deux masses parallèles séparées par le sillon dont nous venons de parler. En haut il s'insère aux cartilages des cinquième, sixième et septième côtes et va se fixer en bas entre la symphyse et l'épine du pubis. Mais la grande particularité de ce muscle est que ses fibres sont interrompues trois fois dans leur longueur par des expansions aponévrotiques qui forment autant de dépressions régulières transversales, dont la dernière est située à la hauteur du nombril.

Muscles du tronc (partie postérieure).

eux muscles très étendus recouvrent que seuls la totalité du dos : le trapèze

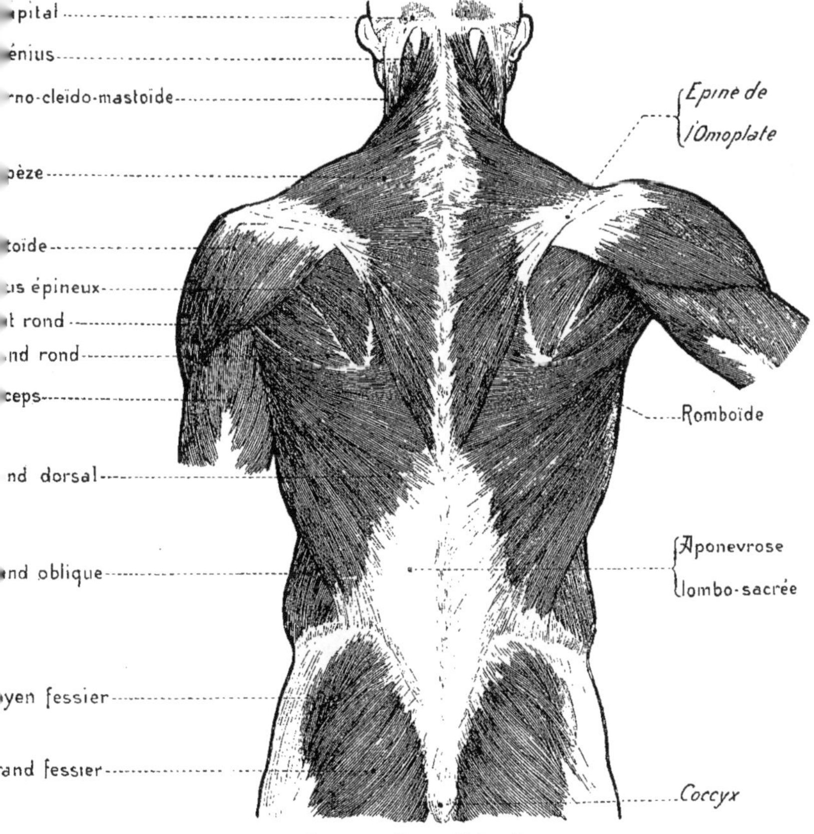

MUSCLES DU TRONC (face postérieure).

le grand dorsal. Le trapèze ressemble à un puchon tombé sur le dos : il s'insère à la crête de la colonne vertébrale en partant de la ligne courbe occipitale pour aller de la septième vertèbre cervicale à la douzième vertèbre dorsale. Ses fibres inférieures se dirigent obliquement en haut; ses fibres supérieures obliquement en bas; ses fibres moyennes horizontalement, toutes dans une direction convergente, et finissent par se souder à l'épine de l'omoplate et au bord

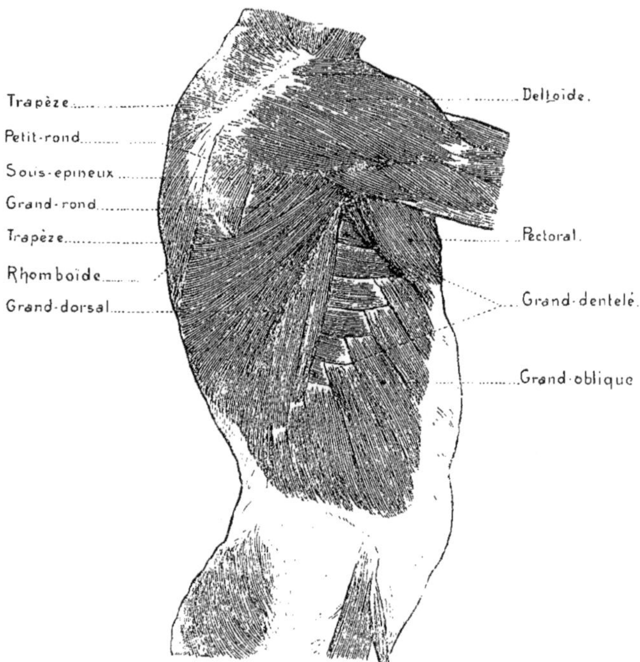

MUSCLES DU TRONC (profil).

externe de la clavicule. Le bord occipito-claviculaire du trapèze très saillant laisse subsister une longue dépression entre lui et le muscle sterno-cléido-mastoïdien. L'action du trapèze consiste principalement à tirer les épaules en arrière et à renverser la tête.

Le grand dorsal s'insère, d'une part, à toutes les apophyses épineuses de la colo[nne] vertébrale, depuis son extrémité inféri[eure] jusqu'à la sixième vertèbre dorsale, pui[s à] la partie postérieure de la crête iliaque, enfin à la face externe des trois derni[ères] côtes pour aller converger, d'autre part, [en] passant sur l'extrémité inférieure de l'om[o]plate et par le bord postérieur du cre[ux] axillaire, à la lèvre postérieure de la co[u]lisse bicipitale. Il est à noter que toute [la] partie inférieure de ce muscle est aponévr[o]tique et que la saillie considérable qu use néanmoins de chaque côté de la ligne vertèbres des reins est due à la présence puissants muscles profonds, le sacro-nbaire et le long dorsal. Un seul espace angulaire correspondant à la partie infé-ure de l'omoplate reste à découvert entre trapèze, le grand dorsal et le deltoïde uscle du bras). Dans l'angle inférieur erne du triangle on aperçoit une faible tie du rhomboïde, dirigé obliquement de s en haut et de dehors en dedans. Puis, is une direction opposée, le muscle sous-neux recouvre toute la fosse sous-épineuse il s'insère pour aller à la grosse tubéro-é de l'humérus. Le muscle petit rond paraît à la suite du sous-épineux dans une rection parallèle ainsi que le grand rond i va seul rejoindre le grand dorsal à la ulisse bicipitale.

Le grand dentelé termine l'enveloppe appa-nte de la cage thoracique. Il n'est du reste sible que sur une faible partie de son étendue, entre le grand dorsal, le grand pectoral et le grand oblique. Il prend son insertion à tout le bord spinal de l'omoplate, passe sous cet os et se divise en neuf digi-tations qui se dirigent en avant dans des directions divergentes pour se fixer à la face externe des neuf premières côtes. Ses cinq digitations supérieures sont totalement cachées, ses trois ou quatre dernières sont partiellement visibles dans l'espace compris entre le grand dorsal, le grand pectoral et le grand oblique et se croisent avec les fibres du grand oblique. Ce muscle a pour fonction d'appliquer fortement l'omoplate sur le tronc et de fixer cet os en combinant son action avec celle du rhomboïde qui lui est opposé. Il donne ainsi un point d'appui fixe au bras lorsqu'il fait un effort. C'est pour cela que le modelé de trois de ses digitations s'accuse très visiblement lorsque le bras agit avec vigueur.

Épaule.

Le deltoïde est un muscle volumineux, ourt et triangulaire qui recouvre le squelette e l'épaule. Il s'insère sur une ligne con-nue : à l'épine de l'omoplate, au-dessous de acromion, et au bord antérieur de la cla-icule dans le premier tiers externe de sa ongueur. Puis toutes ses fibres en trois masses principales distinctes recouvrent et nveloppent toute l'articulation de l'épaule our se réunir en un court tendon qui va se xer à l'empreinte deltoïdienne. Ce muscle lève le bras en l'éloignant latéralement du orps ou en le portant soit en arrière, soit en vant, suivant la prédominance de l'effort de tel ou tel faisceau. Par son application défa-vorable sur l'humérus le deltoïde doit déve-lopper une grande force pour une faible résultante. C'est pour ce motif que, malgré sa puissance absolue considérable, nous avons peine à maintenir un certain temps le bras dans une position horizontale.

Nous terminerons l'étude des muscles superficiels du tronc et de l'épaule en décri-vant le creux de l'aisselle (creux axillaire), dont le bord postérieur est formé par le grand dorsal et le bord antérieur par le grand pectoral; le creux est régulièrement déprimé, sauf lorsque le bras est fortement relevé.

Dans cette position, au fond du creux axillaire se révèle la saillie verticale d'un muscle nommé le coraco-brachial parce qu'il s'insère à l'apophyse coracoïde pour aller se fixer à la partie moyenne interne de l'humérus.

Bras.

Les muscles principaux du bras se divisent en deux masses distinctes. L'une, antérieure, est formée par le biceps; l'autre, postérieure, par le triceps.

Le biceps est ainsi nommé parce qu'il est divisé en deux chefs à sa partie supérieure : l'un, le plus long, remonte dans la coulisse bicipitale, dépasse la tubérosité de l'humérus et va se fixer au bord supérieur de la cavité glénoïde de l'omoplate; l'autre, le plus court, va s'attacher directement à l'apophyse coracoïde à côté du coraco-brachial.

A la partie inférieure du biceps, ses deux chefs se réunissent en une seule masse qui se termine par un tendon et une aponévrose. Celle-ci s'étend sur les muscles de l'avant-bras du côté de l'épitrochlée; le tendon va se fixer à la tubérosité bicipitale du radius. Tout le monde connaît la modification très apparente que subit le biceps lorsqu'il entre en action : il se raccourcit et forme une sorte de boule à la face antérieure du bras; son tendon se dessine dans le pli du coude tandis que son aponévrose bride les muscles de l'avant-bras. Il sert à plier l'avant-bras sur le bras et en même temps à décroiser le radius du cubitus, autrement dit à produire la supination de l'avant-bras.

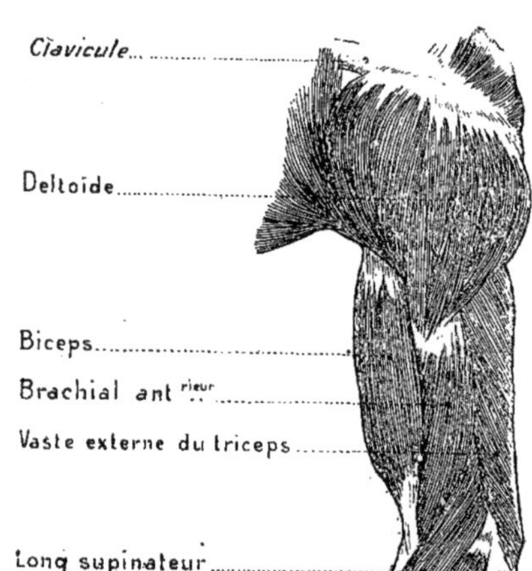

MUSCLES DU BRAS GAUCHE (face externe).

De chaque côté du biceps se manifeste dans les mouvements de flexion énergique le muscle profond brachial antérieur qui va de l'humérus à l'apophyse coronoïde du cubitus. Le triceps est divisé dans sa partie supérieure en trois portions : la portion centrale, la plus longue, descend du sommet du bord axillaire de l'omoplate; la portion externe ou vaste externe prend naissance sur la face postérieure de l'humérus, en haut et en dehors; la portion interne ou vaste interne se fixe également sur la face postérieure de l'humérus, en dedans mais plus bas.

. trois masses se réunissent sur une aponé- se médiane au tiers inférieur de l'humérus ır aller se fixer à l'apophyse olécrane du itus. Le muscle est extenseur de l'avant-bras sur le bras. Notons en terminant l'étude du bras que deux sillons latéraux aponévrotiques établissent une séparation nette entre les muscles antérieurs et postérieurs.

Avant-bras.

Ces muscles, très nombreux, correspondent a multiplicité des mouvements de l'avant- ıs et de la main. Ils sont au nombre de gt, divisés en cinq groupes de quatre ıscles chacun : muscles antérieurs super- iels, muscles antérieurs profonds, muscles ternes, muscles postérieurs superficiels, ıscles postérieurs profonds. Nous étudie- ns principalement les muscles superficiels.

Lorsque le bras est étendu dans la supi- ıtion, c'est-à-dire la paume de la main en ant, on remarque au-dessous du pli du ude une dépression triangulaire avec son mmet vers l'extrémité du bras et oblique- ent dirigée en dehors. La masse charnue ıi forme le côté interne oblique du triangle mprend les quatre muscles antérieurs ıperficiels qui partent tous de l'épitrochlée. e sont, en commençant de dedans en dehors, rond pronateur, le grand palmaire, le etit palmaire et le cubital antérieur. Le ond pronateur va se fixer au radius et amène sur le cubitus en se contractant mouvement de pronation). Le grand palmaire est terminé par un long tendon qui a se fixer à la base du métacarpien de index; le petit palmaire suit le grand palmaire et s'insère à un ligament annulaire du arpe. Le cubital antérieur remonte sur 'apophyse olécrane et se prolonge verticalement en bas sur le bord du bras en conservant ses fibres charnues et va se fixer à l'os pisiforme. Ces trois muscles sont fléchisseurs de la main sur le bras.

Les trois premiers muscles antérieurs profonds se révèlent sur l'écorché, mais seulement par leurs tendons. Ce sont le fléchisseur commun superficiel, le fléchisseur commun profond et le fléchisseur propre du pouce. Ils produisent, comme leur nom l'indique, les mouvements de flexion des doigts. Le quatrième, appelé carré pronateur, est totalement caché. Il diffère absolument des autres par sa forme et sa position; il s'étend seulement près du poignet, du cubitus au radius, et produit le mouvement de pronation qui consiste à entraîner le radius sur le cubitus en portant le dos de la main en avant.

Les muscles externes sont ceux qui forment le bord vertical externe de la dépression triangulaire du coude. On rencontre dans l'ordre suivant, en allant de dedans en dehors, le long supinateur, le premier radial externe, le deuxième radial externe et le court supinateur. Ces muscles prennent leur origine plus haut que les muscles antérieurs superficiels, ils recouvrent l'épicondyle de leur masse charnue et s'attachent au corps de l'humérus. Le long supinateur, très visible dans toute son étendue, descend verticalement en avant du radius pour aller se fixer à son apophyse stiloïde. Lorsque le radius est fortement croisé sur le cubitus (pronation), le long supinateur, en se contractant, le décroise partiellement et produit aussi la flexion du bras. Le premier radial et le deuxième radial externes sont partiellement voilés par le long supinateur; ils vont se fixer, le premier à la face dorsale du méta- carpien de l'index, le second à la face do sale du métacarpien du pouce. Enfin, a dessous de ces trois muscles, le cou supinateur, qui a la même origine, s'enrou autour du radius et l'entraîne dans le mou

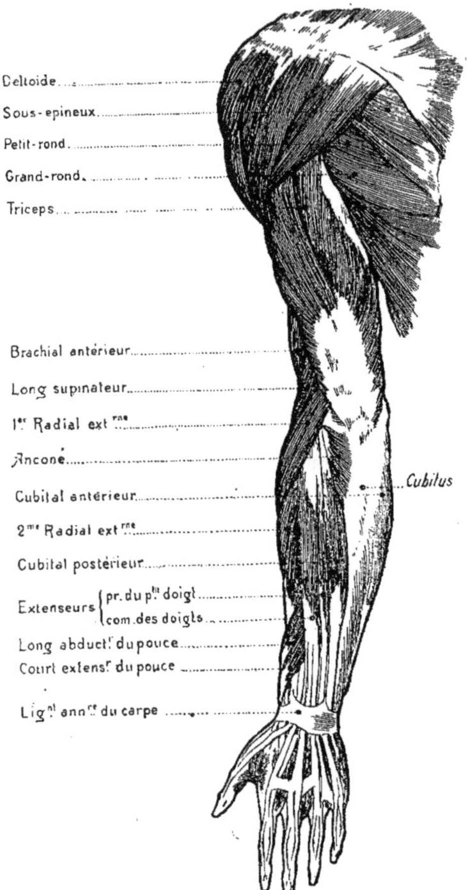

MUSCLES POSTÉRIEURS DU BRAS ET DE L'AVANT-BRAS AVEC LA MAIN.

…nt de supination. Les quatre muscles …rieurs superficiels partent tous de l'épi…yle. L'extenseur commun des doigts …end verticalement, se termine en un fort …on qui se bifurque en quatre petits ten…, lesquels se …ent vers la face …ale des quatre …ts et se subdi…nt encore cha…en trois petites …es dont l'une …rête à la se…de phalange et deux autres de …que côté de la …sième phalange. … faisceau déta… de l'extenseur …mun, se diri…nt vers le petit …gt, est appelé …enseur propre … petit doigt. Le …ital postérieur, …allèle aux deux …cédents, s'arrête …a base du méta…rpien du petit …gt. L'anconé en…, muscle très …urt de la région …stérieure du coude, va de l'épitrochlée à …lécrane en se prolongeant un peu sur le …bitus. Il est extenseur du bras comme les …ois précédents sont extenseurs des doigts et … la main.

Les muscles profonds postérieurs de …vant-bras sont : le long abducteur du …uce, le court extenseur du pouce, le long …tenseur du pouce et l'extenseur propre de l'index. Les deux premiers émergent entre les radiaux et l'extenseur commun des doigts à une faible distance du poignet. Ils croisent aussitôt les deux radiaux sur le bord externe de la main. Le tendon du long abducteur s'arrête à la base du métacarpien du pouce et celui du court extenseur continue jusqu'à la première phalange du pouce. Ces deux muscles forment un bourrelet très visible sur le bord du bras au-dessus du pouce. Le troisième muscle, le muscle extenseur, est totalement caché dans sa partie charnue, mais son tendon apparaît au-dessous du ligament annulaire du carpe, près des tendons de l'extenseur commun, et va se fixer à la deuxième et dernière phalange du pouce. Le tendon de ce muscle, d'une part, et ceux réunis des deux précédents, d'autre part, se révèlent très nettement lorsque le pouce est écarté fortement des autres doigts, ce qui produit une cavité appelée tabatière anatomique. Le quatrième muscle de ce dernier groupe, l'extenseur propre de l'index, ne se manifeste pas à l'extérieur; il permet à l'index de s'étendre indépendamment des autres doigts.

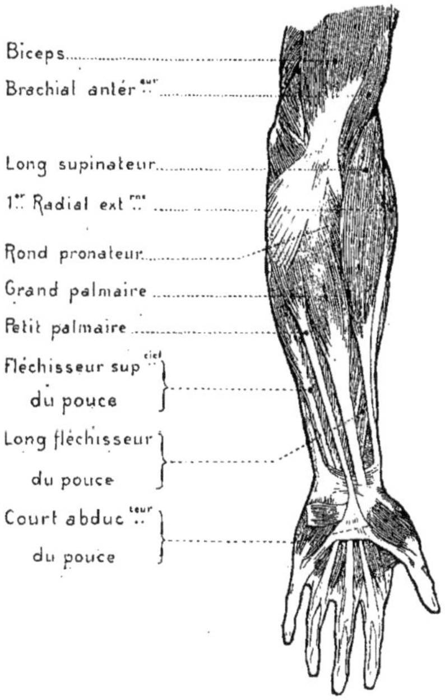

MUSCLES ANTÉRIEURS DE L'AVANT-BRAS AVEC LA MAIN.

Main.

Les muscles de la main se manifestent principalement par deux saillies allongées appelées éminence thénar et éminence hypothénar. L'éminence thénar est cette masse charnue située sur la face interne de la main au-dessous du pouce; elle est constituée par quatre muscles courts : le court abducteur du pouce, l'opposant du pouce, le court fléchisseur et l'adducteur, dont les noms indiquent suffisamment les fonctions. De même l'éminence hypothénar, située sur le bord opposé de la face interne de la main, au-dessous du petit doigt, est composée de quatre petits muscles analogues, sauf le premier, le palmaire cutané qui, s'inséra seulement à la peau, n'a d'autre action q de produire des plis en se contractant sur bord interne de la main. Les trois autr sont l'abducteur, le court fléchisseur et l'o posant du petit doigt. Enfin, dans la paur de la main existent : 1° sous les tendo fléchisseurs, de petits muscles appelés lo bricaux qui sont eux-mêmes fléchisseurs d premières phalanges; 2° au-dessous, ent les métacarpiens, des muscles inter-osse qui permettent d'écarter et de rapprocher l doigts.

Bassin et cuisse.

Dans le corps humain, le muscle le plus volumineux est le grand fessier, muscle de la station verticale. Il s'insère à la partie postérieure de la crête iliaque et à la crête du sacrum, puis se dirige obliquement en bas et en dehors à travers des masses musculaires profondes et va se fixer à la ligne âpre du fémur par un tendon auquel se soude surperficiellement l'aponévrose fascia-lata. Les bords internes et inférieurs du grand fessier sont saillants et très épais, tandis que les bords supérieurs et externes sont minces et ne dépassent pas la saillie des autres muscles. Le moyen fessier est en partie recouvert par le grand fessier; cependant, dans sa partie supérieure et antérieure, il le déborde; il est simplement recouvert d'une mince aponévrose. Ce muscle s'insère en avant à la crête iliaque et descend se fixer au grand trochanter de façon à laisser apparaître cette tubérosité, sur le sujet comple au fond d'une dépression. D'autres mass musculaires profondes et cachées augmen tent la saillie extérieure de ces deux muscl principaux.

Les muscles de la cuisse enveloppent com plètement le corps du fémur. En avant de l cuisse, le muscle couturier, semblable à un lanière, part de l'épine iliaque antérieure supérieure, se dirige obliquement en dedan puis en arrière, en contournant le condyl interne du fémur, et va se fixer au tibia. D même point descend obliquement en dehor l'extenseur du fascia-lata, qui se termin brusquement par une vaste aponévrose recou vrant presque toute la partie externe de l cuisse jusqu'au tibia. Entre le couturier et l fascia-lata, et au-dessous, se développe l

ps, muscle formé de trois faisceaux puis-
s. Sa portion médiane, appelée droit anté-
r, part de l'épine iliaque antérieure et
érieure, descend verticalement sur la

brusquement au niveau de la rotule, se fixe au bord interne du tendon rotulien et se prolonge par une aponévrose sur la face interne du genou. Le vaste externe, ou troisième

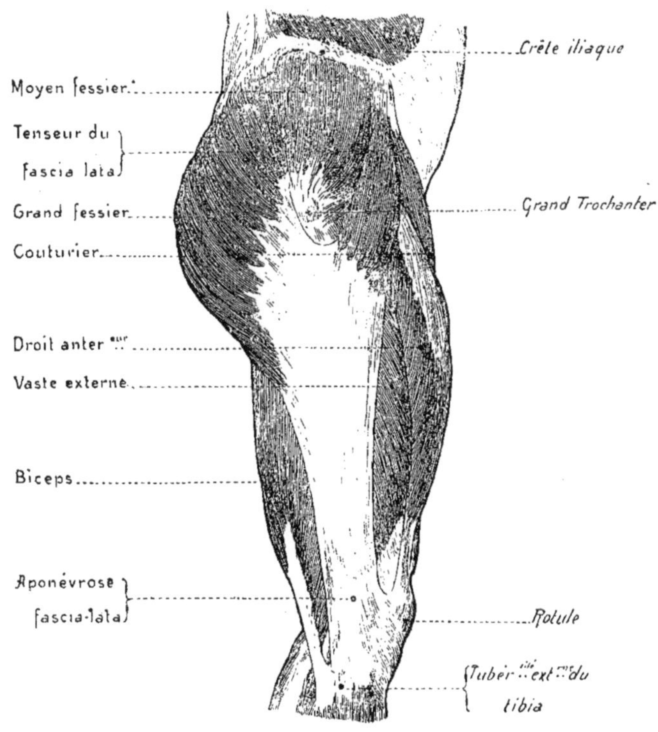

MUSCLES DU BASSIN ET DE LA CUISSE (face externe).

otule, qu'il enveloppe dans le tendon rotulien,
t s'arrête à la tubérosité externe du tibia.
a portion interne ou vaste interne s'insère
u bord interne de la ligne âpre du fémur,
nveloppe en grande partie cet os, cesse

portion du triceps, part du grand trochanter et se termine insensiblement en pointe plus haut que le vaste interne, sur le bord externe du tendon sus-rotulien. En dedans de la cuisse sont les muscles adducteurs, peu ou point visibles à l'extérieur, qui partent du pubis ou de l'ischion pour se diriger vers le corps du fémur; ce sont principalement le pectiné, le moyen adducteur et le droit interne. Ce dernier, toutefois, se prolonge par un tendon jusque sur la face interne du genou. Signalons en passant un muscle pro-

fond, le psoas iliaque, situé au-dessus d pectiné et qui sort de la fosse iliaque intern pour se fixer au petit trochanter. Il a po action de plier le tronc sur les jambes. En arrière de la cuisse, le biceps crural descen de l'ischion et de la ligne âpre du fémur pour aller s'insérer à la tête du péroné. A côté d

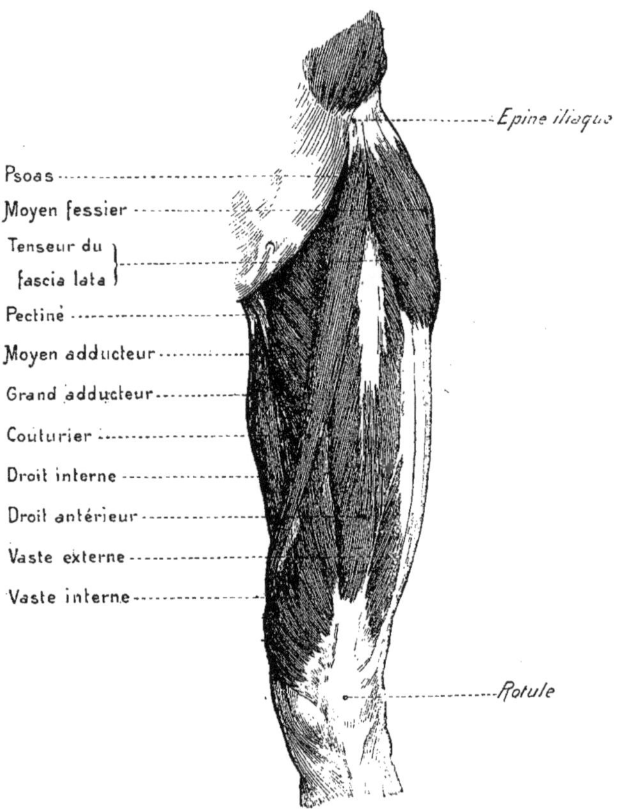

MUSCLES DU BASSIN ET DE LA CUISSE GAUCHE (face antérieure).

dedans du biceps, le demi-tendineux, ainsi nmé parce que sa moitié inférieure est dineuse, descend aussi de l'ischion, émerge de chaque côté avant de se fixer à la face postérieure du tibia.

Les muscles biceps, d'une part, et demi-

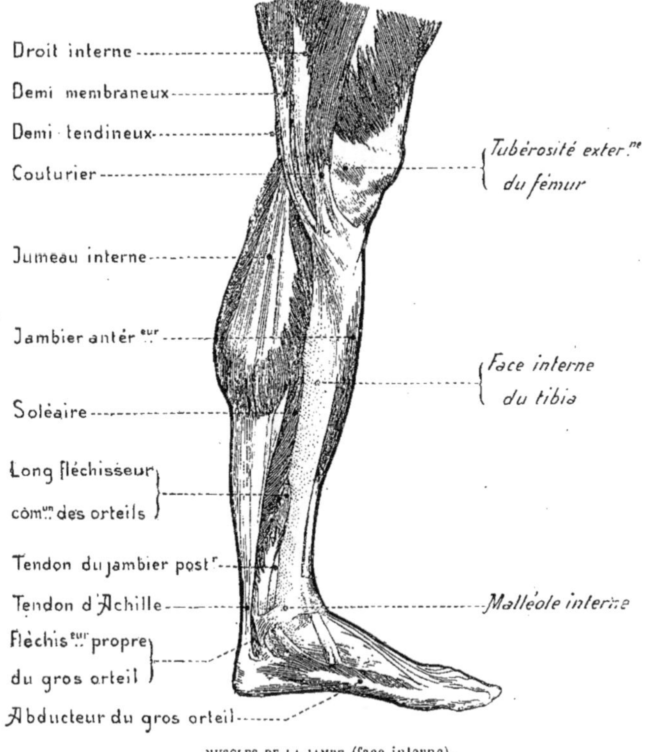

MUSCLES DE LA JAMBE (face interne).

dessous du grand fessier et va se fixer la face interne supérieure du tibia. Le mi-membraneux, dont la partie supérieure st membraneuse, a la même origine et étend au-dessous du précédent qu'il déborde tendineux et demi-membraneux, d'autre part, forment les bords du creux poplité situé derrière le genou, très profond lorsque la jambe est pliée, mais qui disparaît dans le mouvement d'extension.

Jambe.

Le tibia et le péroné ne sont pas, comme le fémur, situés au centre des masses musculaires de la jambe. La face interne du tibia recouvertes de muscles. Sur la face antérieure externe nous remarquons, entre le tibia et le péroné, trois muscles : le jambier

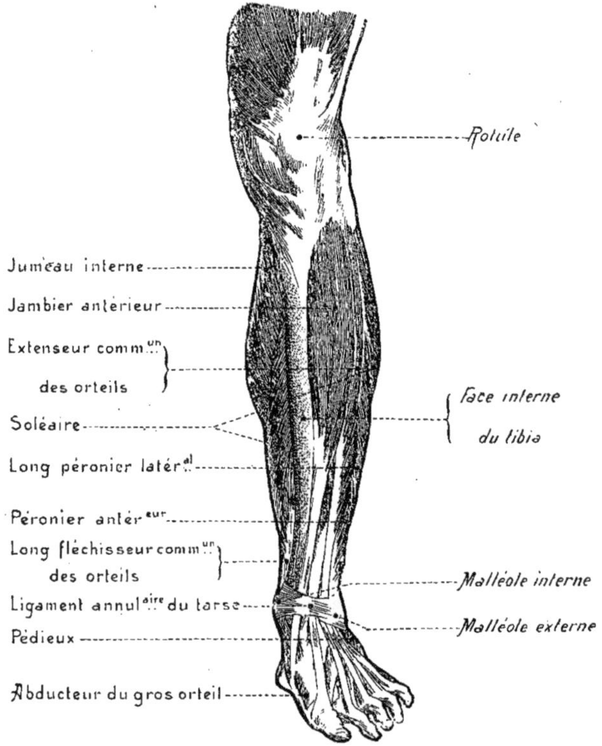

MUSCLES DE LA JAMBE (face antérieure).

se révèle au contraire sous la peau dans presque toute sa longueur. Nous n'avons donc à étudier que les trois faces de la jambe antérieur, l'extenseur propre du gros orteil et l'extenseur commun des orteils. Le jambier antérieur s'insère à la tubérosité qui e son nom au-dessous et en avant du eau du tibia; il se termine par un long lon qui croise le tibia et va s'attacher à la

antérieure de la jambe, il se divise, après avoir passé sous le ligament annulaire, en cinq tendons qui vont s'insérer aux dernières

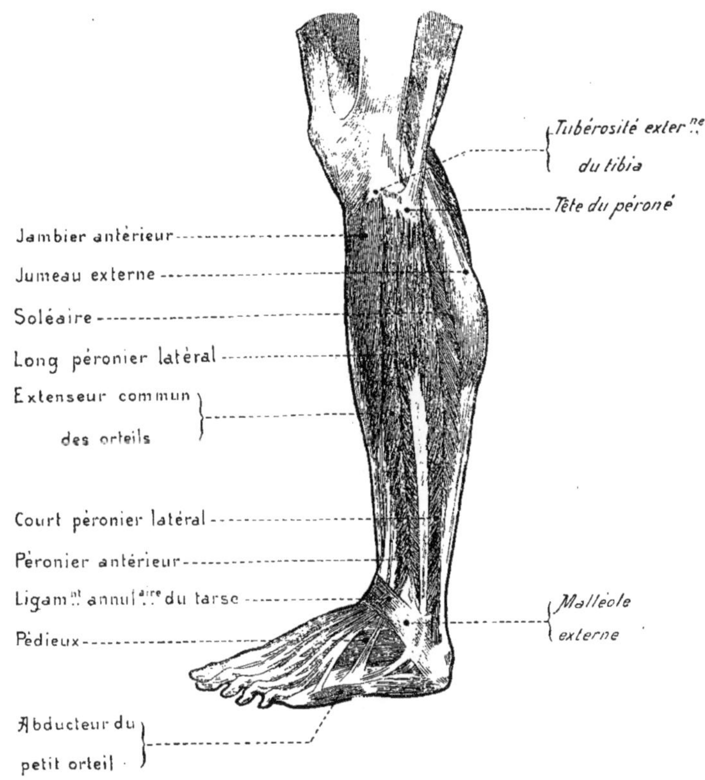

MUSCLES DE LA JAMBE ET DU PIED (face externe).

ase du premier métatarsien. L'extenseur mmun des orteils se fixe au tibia, un peu u-dessous et en arrière du jambier antérieur t l'accompagne jusqu'à une faible distance u pied. Là, restant toujours sur la face

phalanges des doigts, sauf pour le petit doigt, dont le tendon correspondant s'arrête au métatarsien. L'extenseur propre du gros orteil, caché sous les deux muscles précédents, ne se manifeste à l'extérieur que par son tendon qui va s'attacher à la deuxième phalange du gros orteil.

Sur la face externe de la jambe le long péronier latéral descend de la tête du péroné.

péronier passe sous le pied et va s'insérer premier métatarsien. La partie muscula postérieure de la jambe, constituée princi lement par les deux gémeaux (ou jumea

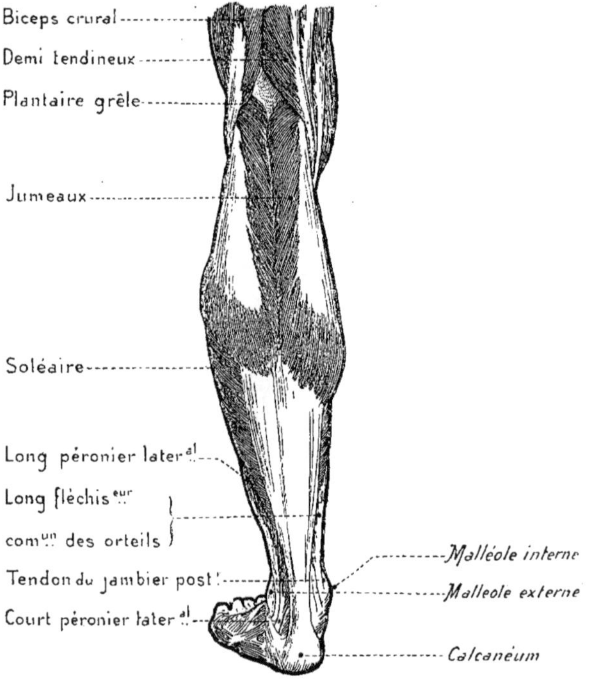

MUSCLES DE LA JAMBE (face postérieure).

Vers son tiers inférieur, à l'origine de sa partie tendineuse, émerge le court péronier latéral. Leurs tendons réunis passent derrière la malléole externe et se réfléchissent en avant; mais tandis que le tendon du court péronier s'arrête sur le bord externe du pied, au cinquième métatarsien, celui du long

et le soléaire, est de beaucoup la plus dév loppée. Placés parallèlement, les deux g meaux s'insèrent au-dessous des condyles d fémur. Leurs fibres musculaires cesse brusquement vers le milieu postérieur de jambe, le gémeau interne descendant un pe plus bas que le gémeau externe. Tous deu t voilés extérieurement par une aponé-se et se continuent par un très large ten- qui, se terminant en corde, va se fixer au canéum (tendon d'Achille). Le soléaire est ié au-dessous des gémeaux. Il part de la du péroné et du tibia en arrière, puis se mine, comme les gémeaux, sur le tendon d'Achille que ses fibres accompagnent en le débordant à droite et à gauche, presque au niveau des malléoles. Signalons aussi un petit muscle, appelé plantaire grêle, qui se confond avec le gémeau externe. Les muscles profonds postérieurs sont cachés sous les précédents.

Pied.

La musculature du pied modifie faible-nt la forme de son squelette. Un seul uscle important à signaler sur la face périeure externe, le muscle pédieux. Il part la face externe du calcanéum, remplit la vité anfractueuse du tarse et se termine r quatre tendons qui vont se fixer à la base s premières phalanges des quatre premiers igts. Le dessous du pied est comparable au dedans de la main, avec une masse musculaire du côté du gros orteil, une autre du côté du petit doigt et une partie centrale déprimée. Mais les petits muscles qui composent ces masses sont doués d'une bien moins grande mobilité dans le pied que dans la main et sont par là même plus difficiles à séparer les uns des autres.

Muscles du cou.

En étudiant les muscles du dos, nous vons vu que le trapèze recouvrait la partie ostérieure du cou. Nous n'avons pas à y evenir. Sur les deux faces latérales du cou, ne longue dépression sépare le trapèze du nuscle sterno-cléido-mastoïdien. Ce muscle st formé à son origine inférieure de deux hefs : l'un est fixé par un tendon semblable une corde au milieu et au sommet du ternum; l'autre s'insère par une expansion late au bord postérieur et interne de la lavicule. Ces deux chefs, d'abord disjoints, e réunissent bientôt et se dirigent en haut t en arrière de l'apophyse mastoïde.

L'action du sterno-mastoïdien consiste à étendre la tête sur le prolongement du cou et à fléchir celui-ci sur la colonne vertébrale. Par leur position symétrique les deux mastoïdiens déterminent sur la face antérieure du cou un angle semblable à un V dont le sommet s'appuie sur le milieu du sternum. Dans l'espace compris entre ses deux côtés, se revèle la saillie cartilagineuse du larynx, appelée cartilage thyroïde.

Au-dessus est suspendu le petit os hyoïde, d'où partent de petits muscles sous-hyoïdiens ou sus-hyoïdiens, selon leur situation inférieure ou supérieure. Le muscle appelé omoplat hyoïdien suit un trajet très remarquable; il part du bord supérieur de l'omoplate, près de l'apophyse coracoïde, passe sous le trapèze, traverse presque horizontalement l'espace laissé entre le trapèze et le sterno-mastoïdien, passe sous ce dernier et se relève pour venir se fixer à l'os hyoïde. Dans les mouvements violents d'aspiration, il se manifeste sous la peau comme une petite corde, au fond et en bas de la dépres-

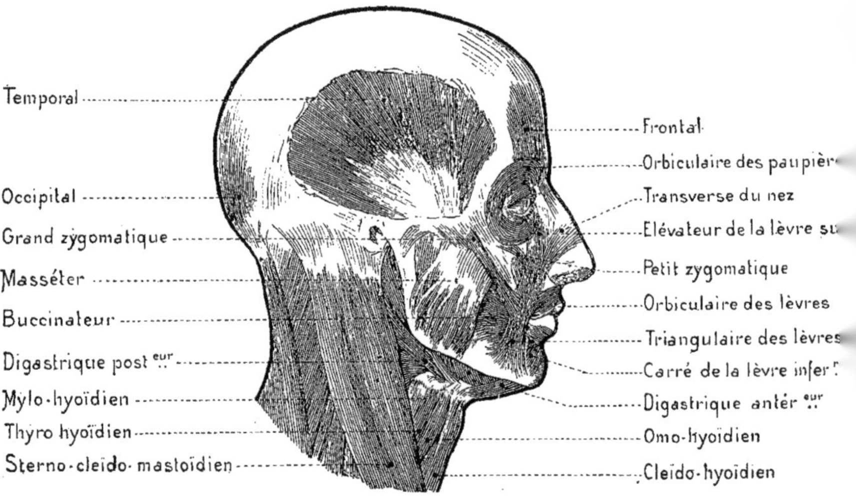

MUSCLES DE LA TÊTE (profil).

sion latérale du cou et dans l'espace en forme de V, près de l'os hyoïde. Le sterno-hyoïdien s'élève verticalement du sternum et de la tête de la clavicule à l'os hyoïde.

Parmi les muscles sus-hyoïdiens, nous citerons le digastrique, qui part de la base du crâne, se dirige sous le maxillaire, vers l'os hyoïde, et va se fixer à la symphyse du menton. Par sa position, il tient l'os hyoïde suspendu et l'élève en se contractant. Enfin le mylo-hyoïdien occupe une direction perpendiculaire au précédent; mais au lieu d'être étroit et allongé, il est plat et court et ferme l'espace compris entre les branches horizontales du maxillaire inférieur, auquel il est attaché de chaque côté, en enveloppant aussi l'os hyoïde.

Tête.

Les muscles de la tête sont de deux sortes : les uns agissent sur le squelette comme tous ceux que nous venons d'étudier; les autres, les plus nombreux, sont fixés à la peau au moins par une extrémité et produisent par leur contraction une sorte ride qui sert souvent à déterminer une ›ression du visage.

Le masséter est un muscle court et large, va de l'angle du maxillaire inférieur à rcade zygomatique. En rapprochant forte-nt la mâchoire inférieure de la mâchoire périeure, il sert à la mastication. Son bord térieur se dessine nettement sur les deux ues lorsque celles-ci sont amaigries et, rsqu'il entre en vives contractions, son gonflement est toujours manifeste. Bien qu'il occupe une position toute différente, le muscle temporal agit de la même façon sur le maxillaire inférieur. Il s'insère en haut à tout le pourtour de la fosse temporale et se prolonge en bas par un fort tendon qui va se fixer à l'apophyse coronoïde du maxillaire inférieur. Aussi, en serrant fortement les dents, on sent se soulever la peau recouvrant les fosses temporales.

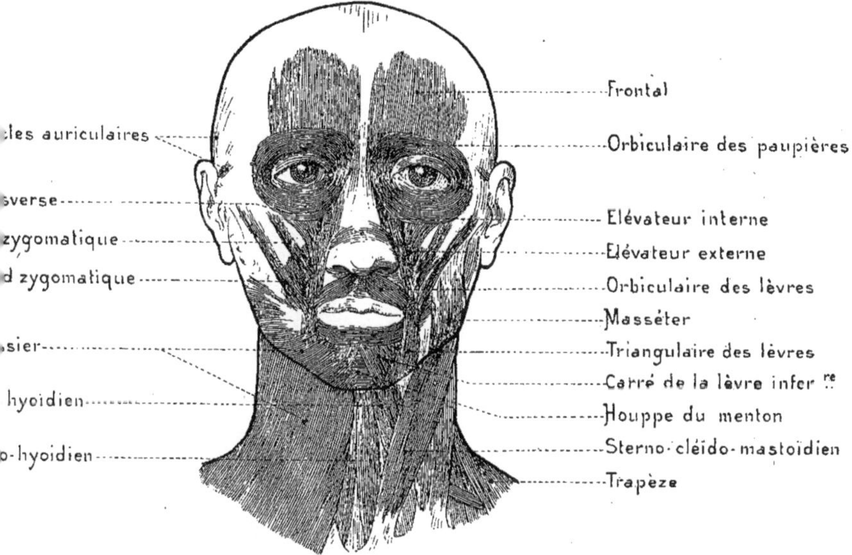

MUSCLES DE LA TÊTE (face).

Muscles expressifs.

Ces muscles, appelés aussi peauciers parce 'ils sont très minces et s'attachent à la peau, recouvrent presque totalement le visage et la partie antérieure du cou.

Frontal. — Le frontal s'insère en bas à la peau des sourcils, recouvre le front, se prolonge par l'aponévrose du cuir chevelu, continuée elle-même au niveau de l'occipital par des fibres charnues qui vont se fixer à la ligne courbe occipitale. Par sa contraction, il élève les sourcils, découvre l'œil, produit des plis transversaux sur le front et exprime l'attention.

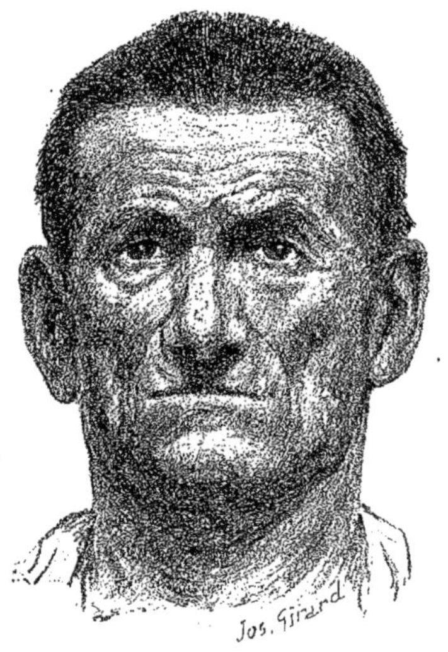

ATTENTION.

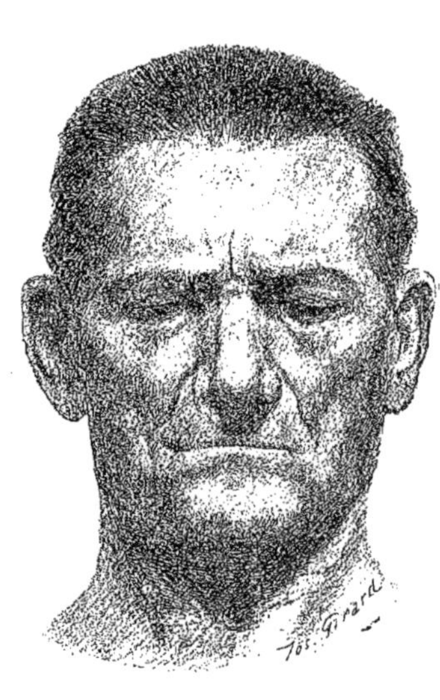

MÉDITATION.

Orbiculaire. — L'œil est environné d'un muscle annulaire appelé orbiculaire. La partie concentrique sous-jacente à la peau des paupières se nomme orbiculaire palpébrale; elle sert au mouvement des paupières. Par lui-même, ce muscle ne détermine pas d'expression très caractérisée, mais si les coins de la bouche sont abaissés par le triangulaire des lèvres en même temps que l'o est à moitié fermé, le visage devient déda gneux ou méprisant. Si la paupière inf rieure seule se soulève, en même temps q le pli naso-labial est tiré par le grand zyg matique, le rire est accompagné d'u expression de franchise. La partie exce trique de l'orbiculaire recouvre tout le bord de la cavité orbitaire. Sa moitié supérieure, cintrée en haut, intimement liée à la peau du sourcil, abaisse celui-ci dans sa partie médiane en le contractant. Alors l'œil se recouvre d'une ombre, deux petits plis verticaux se forment entre les sourcils, les rides du front s'effacent : c'est l'expression de la méditation.

P amidal. — Le muscle pyramidal

…d son point fixe sur les os du nez et …te verticalement s'attacher à la peau … sépare les deux sourcils. Il abaisse légè…ent la tête des sourcils en produisant de …ts plis transversaux à la racine du nez : …t le muscle de la dureté.

lence le muscle du rire. Il s'attache à l'os de la pommette et va se terminer à la commissure des lèvres. Il soulève la partie inférieure du pli naso-labial et les coins de la bouche en élargissant celle-ci ; il paraît relever les coins externes de l'œil, parce

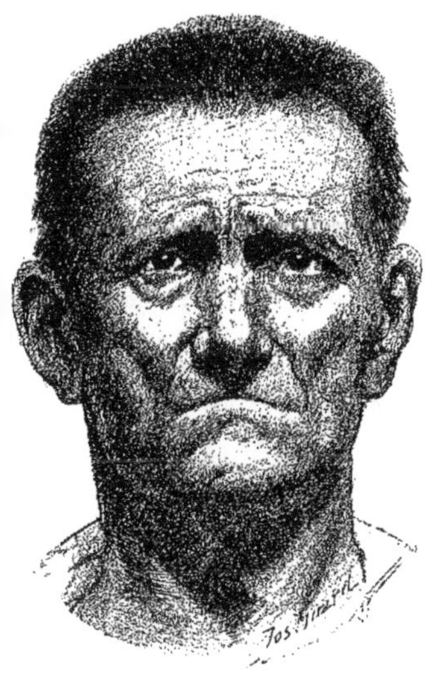

DOULEUR.

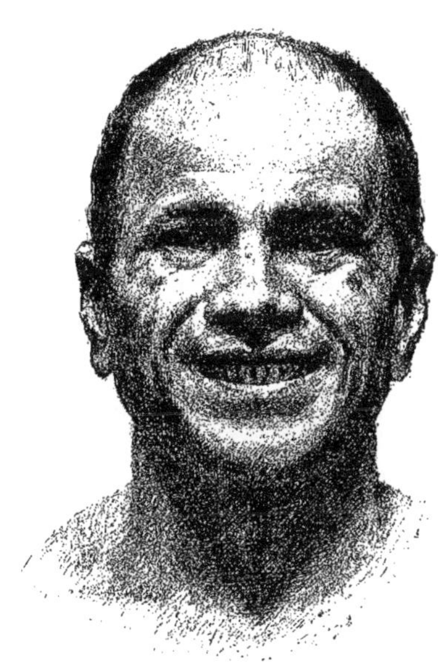

RIRE.

Sourcilier. — Le muscle sourcilier se …xe à l'os frontal et ses fibres descendent à …oite et à gauche, vers le tiers interne des …urcils. On conçoit qu'il a pour effet de …lever ceux-ci à son seul point d'attache, …est-à-dire en les brisant, et de produire des …is carrés de chaque côté de la tête des …urcils. Le visage exprime alors la dou…eur.

Grand zygomatique. — C'est par excel-

qu'il repousse à cet endroit, en la plissant, la peau des pommettes.

Petit zygomatique. — Ce petit muscle part aussi de la pommette, mais se dirige au-dessus de la lèvre supérieure, qu'il soulève faiblement vers le nez par une contraction qui exprime l'attendrissement.

Releveur commun externe. — Il descend obliquement en dedans du bord inférieur de la cavité orbitaire vers la lèvre supérieure. En soulevant assez fortement celle-ci dans son milieu, et en relevant, près du nez, le pli naso-labial, qui devient convexe, il donne au visage l'expression du chagrin.

Élévateur commun interne. — Ce muscle est fixé à l'angle interne de la cavité orbitaire, descend verticalement le long du nez, passe sous la narine et s'attache à la partie toute médiane de la lèvre. Il accentue les contractions du releveur commun externe et exprime le pleuré à chaudes larmes.

Dans ce cas, le pli naso-labial est tellement étiré en haut, près du nez, qu'il devient presque rectiligne.

Transverse du nez. — Il va d'une joue à l'autre en se fixant à une aponévrose qui recouvre le nez. Lorsqu'il se contracte, il produit des plis verticaux de chaque côté du nez. Son action, combinée avec celle du grand zygomatique, donne au rire un caractère lubrique.

Orbiculaire des lèvres. — Analogue à l'orbiculaire des yeux, il peut être considéré comme muscle moteur et expressif. En effet, il communique aux lèvres les mouvements multiples de la parole et de la mastication, il est alors simplement moteur. Mais si s fibres internes appliquent les lèvres sur l dents en rétrécissant la bouche, il re l'expression de la malice ou d'une certai méchanceté. Si, au contraire, sa partie ann laire externe seule se contracte, il proje les lèvres en avant, ce qui est l'expressi du dégoût.

Triangulaire des lèvres. — Il est fi aux branches horizontales du maxillaire in rieur et se termine en pointe vers la co missure des lèvres qu'il attire de chaque cô en bas, en donnant l'expression du mépris.

Peaucier du cou. — Ce muscle double peau du cou depuis la poitrine et s'étend la lèvre inférieure et aux joues jusqu l'oreille. Sa caractéristique est de comm niquer à certaines expressions produites p d'autres muscles une intensité extrême. I lui-même, il abaisse la lèvre inférieur entr'ouvre la bouche et produit des pl transversaux sur le cou. Son action, cor binée à celle du frontal, donne au visag une expression de grande terreur. Avec sourcilier, il exprime une douleur atroce.

TABLE DES MATIÈRES

AVANT-PROPOS 5

OSTÉOLOGIE

Colonne vertébrale. 8
Thorax. 10
Squelette de l'épaule 11
Humérus. 13
Cubitus et radius. 15
Main 17
Hanches. 19
Fémur. 22
Tibia, péroné, rotule. 25
Pied. 27
Tête, crâne 28
Face. 30

MYOLOGIE

Muscles du tronc (partie antérieure). 33
Muscles du tronc (partie postérieure). 35
Épaule. 37
Bras. 38
Avant-bras. 40
Main. 42
Bassin et cuisse. 42
Jambe. 46
Pied. 49
Muscles du cou. 49
Tête. 50
Muscles expressifs 51

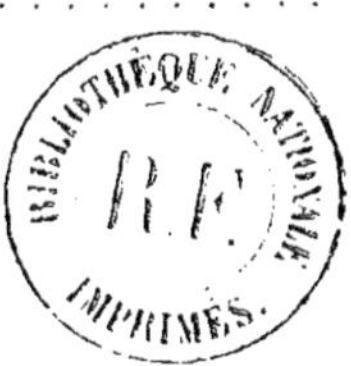

Coulommiers. — Imp. PAUL BRODARD. — 1028-99.

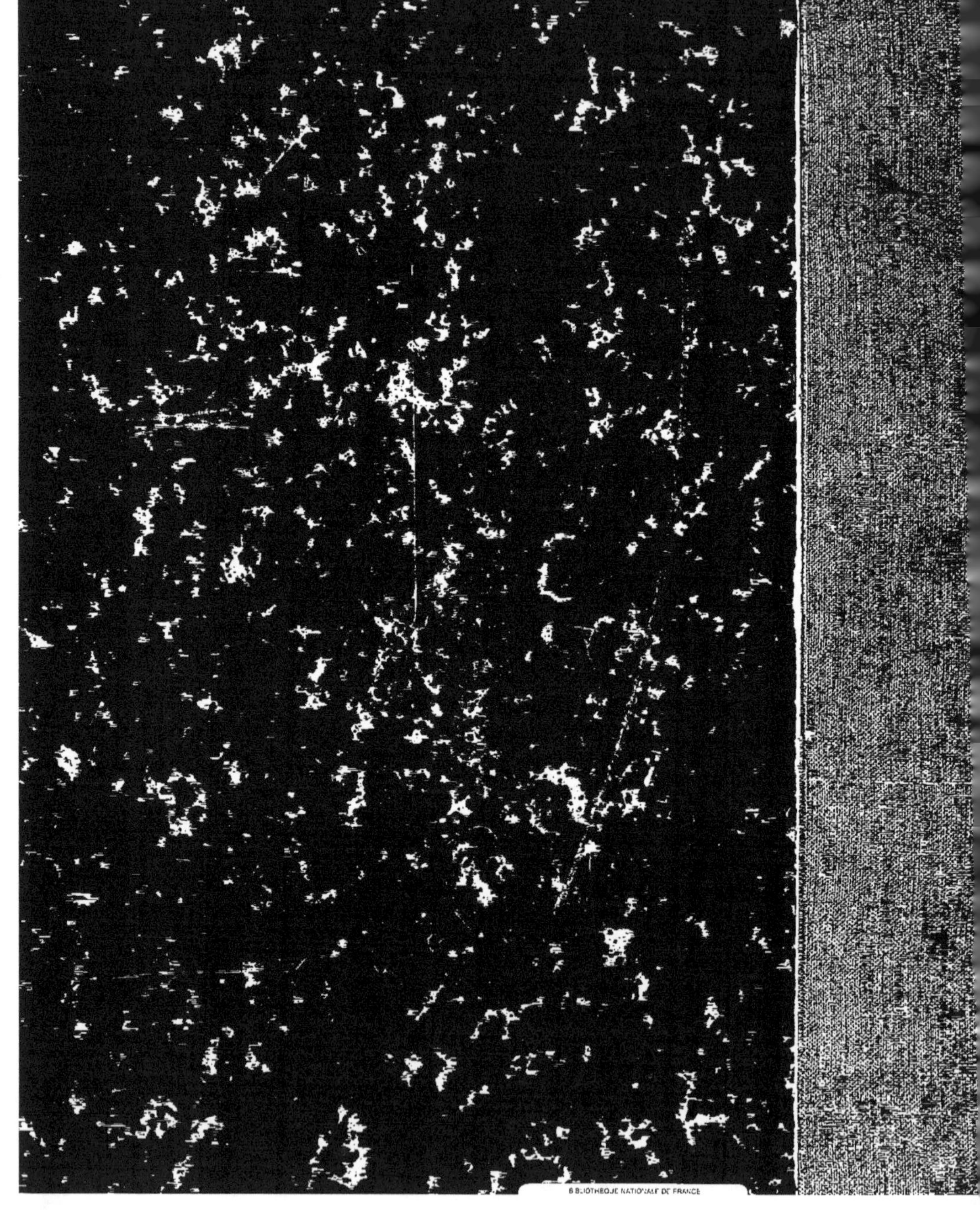

www.ingramcontent.com/pod-product-compliance
Ingram Content Group UK Ltd.
Pitfield, Milton Keynes, MK11 3LW, UK
UKHW012256240726
13966UKWH00004B/1439

9 782012 857278